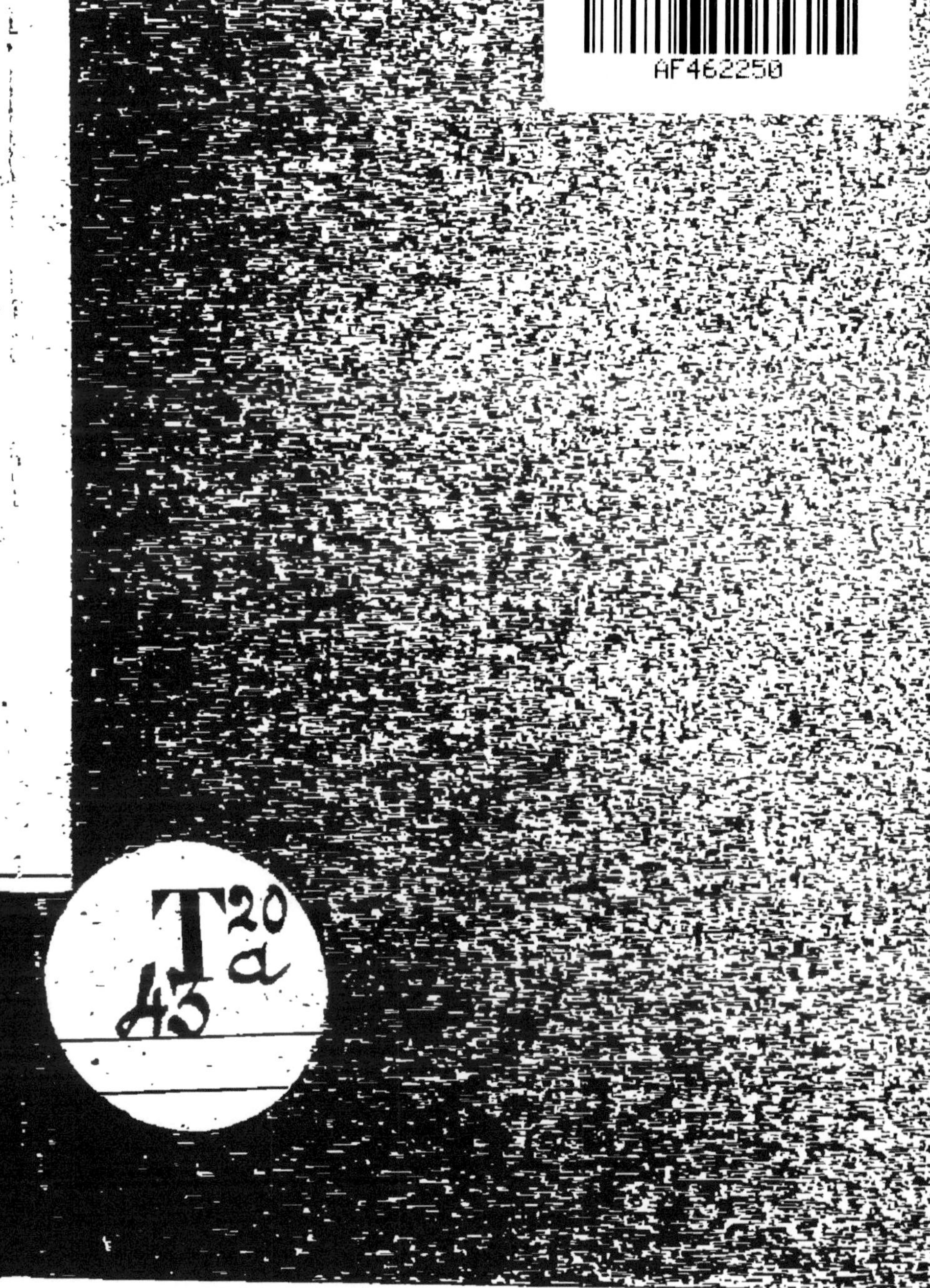

SUR
LES 4 OS INTERMAXILLAIRES,
LE BEC-DE-LIÈVRE
ET LA VALEUR MORPHOLOGIQUE
DES DENTS INCISIVES SUPÉRIEURES
DE L'HOMME,

COMMUNICATION, FAITE A LA SOCIÉTÉ D'ANTHROPOLOGIE DE BRUXELLES,
DANS LA SÉANCE DU 25 OCTOBRE 1882,

PAR

M. le professeur Paul ALBRECHT,

Docteur en Médecine, Chirurgie et Accouchements,
Docteur en Philosophie,
Membre de la Société d'Anthropologie de Bruxelles, de la Société d'Anatomie Pathologique de Bruxelles,
de la Société Royale Malacologique de Belgique, de la Société Royale de Botanique de Belgique,
de la Société Entomologique de Belgique, de la Société Belge de Microscopie,
de la Société d'Anthropologie Allemande,
de la Société d'Anthropologie, d'Ethnologie et Préhistorique de Berlin,
de la Société Physico-Économique, de la Société de Botanique, de la Société Archéologique « Prussia »
et de la Société des Sciences Médicales de Kœnigsberg i/Pr.

ORNÉ DE CINQ FIGURES DANS LE TEXTE ET UNE PLANCHE.

BRUXELLES

LIBRAIRIE MÉDICALE DE A. MANCEAUX,

IMPRIMEUR DE L'ACADÉMIE ROYALE DE MÉDECINE, LIBRAIRE DE LA FACULTÉ DE MÉDECINE,

12, rue des Trois-Têtes (montagne de la Cour).

1883

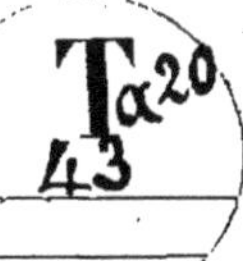

OUVRAGES DU MÊME AUTEUR.

Op. 1. *Beitrag zur Torsionstheorie des Humerus und zur morphologischen Stellung der Patella in der Reihe der Wirbelthiere.* Mit 4 Tabellen, 37 in den Text gedruckten Holzschnitten und 1 Tafel. Medicinische Inaugural-Dissertation. Kiel, 1875.

Op. 2. *Beitrag zur Morphologie des M. omo-hyoides und der ventralen inneren Interbranchialmusculatur in der Reihe der Wirbelthiere.* Mit 2 Tabellen und 17 Tafeln. Philosophische Inaugural-Dissertation. Kiel, 1876. Nebst einem Nachtrage.

Op. 3. *Die willkürlichen Muskeln des menschlichen Körpers.* Zusammengestellt für den Präparirsaal zu Königsberg i/Pr. Königsberg i/Pr., 1877.

Op. 4. *Ueber einen Processus odontoides des Atlas bei den urodelen Amphibien. Vorläufige Mittheilung.* Centralblatt für die medicinischen Wissenschaften. Berlin, 1878, n° 32, p. 577; n° 39, p. 705.

Op. 5. *Ueber das zwischen dem Basioccipitale und dem Basipostsphenoid liegende Basioticum.* Vorläufige Mittheilung. Centralblatt für die medicinischen Wissenschaften. Berlin, 1878, n° 33, p. 593.

Op. 6. *Die Epiphysen und die Amphiomphalie der Säugethierwirbelkörper. I. Wirbelkörperepiphysen bei Monotremen. II. Die Wirbelkörperepiphysen der Theriodelphen.* Vorläufige Mittheilung. Mit 11 Holzschnitten. Zoologischer Anzeiger. Leipzig, 1879, n° 18, p. 12; n° 24, p. 161; n° 35, p. 419; n° 36, p. 443.

Op. 7. *Die morphologische Bedeutung der seitlichen Kieferspalte und die wahrscheinliche Existenz von vier Zwischenkiefern bei den Säugethieren.* Mit 3 Holzschnitten. Zoologischer Anzeiger. Leipzig, 1879, n° 26, p. 207.

Op. 8. Ludwig Löwe. Beiträge zur Anatomie und Entwickelungsgeschichte des Nervensystems der Säugethiere und des Menschen. 1ster Band. *Besprochen von Dr Albrecht.* Archiv für Psychiatrie. Berlin, 1880, Band X, Heft 3, p. 819.

Op. 9. *Ueber den Stammbaum der Raubthiere.* Vortrag, gehalten in der Sitzung der Physicalisch-ökonomischen Gesellschafft zu Königsberg i/Pr. am 2ten Mai 1879. Schritten der Physicalisch-ökonomischen Gesellschaft zu Königsberg i/Pr. Königsberg i/Pr, 1879, Jahrgang XX, p. 22 der Sitzungsberichte vom Jahre 1879.

SUR LES 4 OS INTERMAXILLAIRES,

LE

BEC-DE-LIÈVRE

ET

LA VALEUR MORPHOLOGIQUE DES DENTS INCISIVES SUPÉRIEURES DE L'HOMME.

SUR
LES 4 OS INTERMAXILLAIRES,
LE BEC-DE-LIÈVRE
ET LA VALEUR MORPHOLOGIQUE
DES DENTS INCISIVES SUPÉRIEURES
DE L'HOMME,

COMMUNICATION, FAITE A LA SOCIÉTÉ D'ANTHROPOLOGIE DE BRUXELLES,

DANS LA SÉANCE DU 28 OCTOBRE 1882,

PAR

M. le professeur Paul ALBRECHT,

Docteur en Médecine, Chirurgie et Accouchements,
Docteur en Philosophie,
Membre de la Société d'Anthropologie de Bruxelles, de la Société d'Anatomie Pathologique de Bruxelles,
de la Société Royale Malacologique de Belgique, de la Société Royale de Botanique de Belgique,
de la Société Entomologique de Belgique, de la Société Belge de Microscopie,
de la Société d'Anthropologie Allemande,
de la Société d'Anthropologie, d'Ethnologie et Préhistorique de Berlin,
de la Société Physico-Économique, de la Société de Botanique, de la Société Archéologique « Prussia »
et de la Société des Sciences Médicales de Kœnigsberg i/Pr.

ORNÉ DE CINQ FIGURES DANS LE TEXTE ET UNE PLANCHE.

BRUXELLES

LIBRAIRIE MÉDICALE DE A. MANCEAUX,

IMPRIMEUR DE L'ACADÉMIE ROYALE DE MÉDECINE, LIBRAIRE DE LA FACULTÉ DE MÉDECINE,

12, rue des Trois-Têtes (montagne de la Cour).

1883

SUR LES OS INTERMAXILLAIRES,

LE

BEC-DE-LIÈVRE

ET

LA VALEUR MORPHOLOGIQUE DES DENTS INCISIVES SUPÉRIEURES DE L'HOMME.

Messieurs,

Chez tous les mammifères, les dents incisives supérieures sont implantées dans un os pair spécial, l'*intermaxillaire* ou *os incisif*. Galien [1] fut le premier qui signala la présence de cet os chez l'homme, découverte non contestée jusqu'à André Vésale. Ce grand réformateur de l'anatomie humaine montra que les travaux de Galien étaient uniquement basés sur des dissections de Singes et de Chiens et que l'homme ne possédait point l'os en question [2].

---

(1) Galenus, lib. *De ossibus*, cap. III.

(2) Vesalius, *De humani corporis fabrica*, lib. I, cap. IX.

*

Cette idée de Vésale, de la non-existence de l'intermaxillaire chez l'homme, se soutint jusqu'au temps de Gœthe et d'Oken. Le premier montra que dans le double bec-de-lièvre les intermaxillaires restaient isolés ([1]), formant le « bourgeon, » tandis que d'ordinaire ils se soudent de bonne heure avec les mâchoires supérieures. La théorie de Gœthe a été acceptée sans conteste jusque dans ces derniers temps. Cependant j'ai fait voir, dans une courte notice publiée en 1879 dans le *Zoologischer Anzeiger* ([2]), qu'il existe en réalité quatre os intermaxillaires, deux de chaque côté du plan médian, et que la fente du bec-de-lièvre ne passe pas entre l'intermaxillaire et la mâchoire supérieure, mais qu'elle est *intraincisive*, ou plutôt qu'elle passe *entre les deux os intermaxillaires d'un côté.*

Il y a donc, à mon avis, deux os intermaxillaires internes, qui se soudent sur la ligne médiane, et deux os intermaxillaires externes qui se soudent, dans l'état normal, avec l'os intermaxillaire interne du côté interne et avec l'os maxillaire supérieur du côté externe. Comme dans le bec-de-lièvre, la fente, d'après ce que j'ai exposé, passe entre l'intermaxillaire interne et l'intermaxillaire externe, le bourgeon dans le bec-de-lièvre double est formé par les deux os intermaxillaires internes, tandis que les intermaxillaires externes se sont soudés avec la mâchoire supérieure de leur côté. Il y a donc la différence suivante entre la théorie de Gœthe et la mienne :

1° D'après la théorie de Gœthe, il y a deux os intermaxillaires ([3]) chez l'homme. Pour moi, il y en a quatre.

2° D'après la théorie de Gœthe, le bourgeon ([4]) dans le bec-de-lièvre double est formé par les deux os intermaxillaires. D'après ma théorie, le bourgeon est formé par les deux os intermaxillaires internes.

([1]) « Bei der doppelten (sc. Hasenscharte) trennt sich der Zwischenknochen von der oberen Kinnlade. » GOETHE, *Dem Menschen wie den Thieren ist ein Zwischenknochen der oberen Kinnladen zuzuschreiben*. Ausgabe in 36 Bänden. Stuttgart, Cotta, 1868, Bd XXXII, p. 159.

([2]) P ALBRECHT, *Die morphologische Bedeutung der seitlichen Kieferspalte und die wahrscheinliche Existenz von vier Zwischenkiefern bei den Säugethieren.* (ZOOL. ANZEIGER, Leipzig, 1879, n° 26, p. 207.)

([3]) Goethe a très bien reconnu que son « Zwischenknochen » était un os pair, puisqu'il dit (*loc. cit.*, p. 150) : « Er ist selbst aus zwei Stücken zusammengesetzt, die in der Mitte des Gesichtes an einander stossen. »

([4]) Le « Bürzel » des chirurgiens allemands et le « Knobbel » de M. W. VROLIK, *Handboek der ziektekundige ontleedkunde,* eerste deel, p. 453.

3° D'après la théorie de Gœthe, la fente du bec-de-lièvre est située entre l'os intermaxillaire et la mâchoire supérieure. D'après ma théorie, ladite fente est située entre l'os intermaxillaire interne et l'os intermaxillaire externe.

4° D'après la théorie de Gœthe et de ses partisans, il est impossible que la suture incisive et la fente du bec-de-lièvre coexistent du même côté. D'après ma théorie, la chose est très compréhensible et c'est même ce qu'on constate toujours tant que la suture incisive n'est pas oblitérée.

5° D'après les embryologistes qui admettent la théorie de Gœthe, la fente du bec-de-lièvre correspond à la fente entre le bourgeon susmaxillaire et le bourgeon nasal interne. D'après ma théorie, la fente du bec-de-lièvre correspond à la fente primitive entre le bourgeon nasal interne et le bourgeon nasal externe.

6° D'après les embryologistes partisans de la théorie de Gœthe, les bourgeons nasaux internes forment les os intermaxillaires, tandis que les bourgeons susmaxillaires donnent naissance aux mâchoires supérieures. D'après ma théorie, les bourgeons nasaux internes forment les intermaxillaires internes; les bourgeons nasaux externes les intermaxillaires externes; les bourgeons susmaxillaires les mâchoires supérieures.

Dans l'état normal, les quatre os intermaxillaires se soudent entre eux et avec les mâchoires supérieures en donnant naissance à un système assez compliqué de sutures. Pour pouvoir désigner ces sutures commodément, j'ai proposé, dans mon travail précité, des noms grecs pour les trois os qui portent les dents supérieures chez l'homme.

J'ai appelé l'os intermaxillaire interne, l'*endognathion* (ἡ γνάθος, la mâchoire); l'os intermaxillaire externe, le *mésognathion;* la mâchoire supérieure, l'*exognathion*. Nous avons donc, comme le schéma que je place sous vos yeux, le fait voir :

1° Entre les deux os intermaxillaires internes, la suture *interendognathique* (fig. I, *e*);

2° Entre l'intermaxillaire interne et l'intermaxillaire externe, la suture *endomésognathique* (fig. I, *f*);

3° Entre l'intermaxillaire interne et la mâchoire supérieure, la suture *endoexognathique* (fig. I, *h*);

4° Entre l'intermaxillaire externe et la mâchoire supérieure, la suture *mésoexognathique* (fig. I, *g*);

5° Entre les deux mâchoires supérieures la suture *interexognathique* (fig. I, *i*).

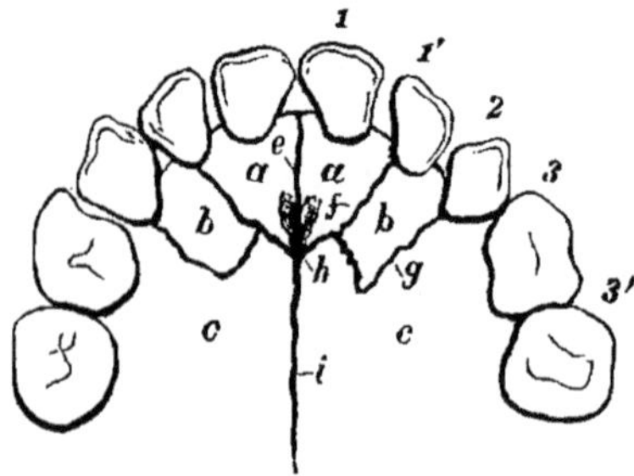

Fig. 1. — *Les sutures intermaxillaires d'un enfant.* — *Schéma* ([1]).

aa Endognathion droit et gauche.
bb Mésognathion id.
cc Exognathion id.
e Suture interendognathique.
f Id. endomésognathique gauche.
g Id. mésoexognathique id.
h Id. endoexognathique id.

i Suture interexognathique.
1 Incisive interne (dentition de lait).
1' Id. externe id.
2 Canine (dentition de lait).
3 1re molaire id.
3' 2e id id.

A l'état normal, chez l'homme, la dent incisive supérieure interne se développe dans l'os intermaxillaire interne ou *endognathion,* et la dent incisive supérieure externe se développe dans l'os intermaxillaire externe ou *mésognathion.*

Dans ces derniers temps, le fils du grand embryologiste A. von Kölliker, M. Th. Kölliker, a publié un mémoire dans lequel il conteste vivement ma théorie émise en 1878, et tend à rétablir la théorie de Gœthe : il n'accepte, par conséquent, que deux os intermaxillaires et maintient que dans le bec-de-lièvre la fente de l'apophyse alvéolaire est toujours entre l'intermaxillaire et la mâchoire supérieure ([2]).

Nous avons vu plus haut que tous les mammifères possèdent des intermaxillaires bien développés et distincts jusqu'à l'âge adulte, tandis que chez l'homme, où la face est réduite, ils sont assez peu volumineux et se soudent déjà entre eux et à la mâchoire supé-

([1]) Emprunté à mon travail précité, sauf que je désigne ici par la lettre *h* la suture endoexognathique gauche.

([2]) Th. Kölliker, *Ueber das* Os intermaxillare *des Menschen und die Anatomie der Hasenscharte und des Wolfsrachens.* (Nova Acta der Kaiserl. Leopoldinisch-Carolinischen Deutschen Akademie der Naturforscher. Halle, 1882, Band XLIII, p. 374, II et IV.)

rieure dès la huitième semaine de la vie embryonnaire. Il est donc tout indiqué de commencer l'étude des intermaxillaires par les animaux chez lesquels ils sont bien développés et bien distincts. Tel est par exemple le Cheval, que nous choisirons d'abord.

Le crâne du Cheval a une certaine valeur historique pour l'étude des os intermaxillaires, puisque Goethe, dans son ouvrage cité (p. 150), a précisément fait, avec l'aide du professeur Loder, la terminologie latine de l'os intermaxillaire d'après un crâne de Cheval. Or par une coïncidence étrange j'ai trouvé, en 1878, sur un crâne de Cheval, affecté de bec-de-lièvre double, l'existence des quatre os incisifs. Je vous montre ici le profil droit schématique de ce crâne (v. pl. I, fig. 4), en le comparant avec le même profil du crâne d'un Cheval normal (v. pl. I, fig. 3).

Chez le Cheval normal, les os intermaxillaires possèdent un corps volumineux et deux apophyses (1). L'une est l'apophyse palatine, qui, se joignant au même organe de l'autre côté, vient toucher les apophyses palatines des maxillaires supérieurs. L'autre, l'apophyse nasale (2), qui borde extérieurement l'ouverture pyriforme, se soude sur toute sa longueur avec le bord antérieur de la surface faciale de la mâchoire supérieure, arrivant jusqu'à l'os nasal avec lequel elle se soude également. Nous avons donc deux sutures avec l'apophyse nasale : une suture intermaxillo-susmaxillaire et une suture intermaxillo-nasale. Il est évident que la suture intermaxillo-susmaxillaire n'est rien que la partie faciale de la suture incisive de l'anatomie humaine (3). Chaque os intermaxillaire chez le Cheval porte trois dents incisives, dont deux sont logées dans le corps et une là où l'apophyse nasale prend son origine.

Ceci posé, nous procéderons à l'examen du bec-de-lièvre du Cheval. J'ai eu la chance de trouver dans la collection tératologique de l'Institut anatomique de l'Université de Königsberg un crâne de Cheval avec bec-de-lièvre double. Comme à cette époque je partageais encore les théories généralement enseignées, j'ai été

---

(1) Je tiens à constater ici que la division de l'os intermaxillaire en un corps et deux apophyses est déjà dans Goethe (*loc. cit.*, p. 150).

(2) L'apophyse maxillaire de Goethe (*loc. cit.*, p. 150) ; l'apophyse faciale de M. Th. Kölliker (*loc. cit.*, p. 355).

(3) Je ne vois pas la raison pour laquelle M. Th. Kölliker donne à la partie faciale de la fissure incisive un autre nom qu'à la partie palatine de cette fissure, restreignant de cette manière le nom de *fissure incisive* à la partie palatine de la fissure intermaxillo-susmaxillaire, et employant le nom de *fissura intermedia* pour la partie faciale de la même suture (*loc. cit.*, p. 337).

fortement surpris de ne pas trouver la fente du bec-de-lièvre entre l'intermaxillaire et la mâchoire supérieure, mais entre le corps de l'intermaxillaire et son apophyse nasale. On voit, en effet, quand on regarde le profil droit schématique de ce Cheval, l'apophyse nasale se souder, tout à fait comme chez le Cheval normal, avec la mâchoire supérieure. On trouve donc, dans ce cas-ci, la suture intermaxillo-susmaxillaire et, en même temps et du même côté du crâne, la fente du bec-de-lièvre. Cette suture, compté du point où l'apophyse nasale de l'intermaxillaire, la mâchoire supérieure et l'os nasal se touchent jusqu'à son extrémité inférieure, mesure à gauche 80 millimètres, à droite 79 millimètres. La fente entre l'apophyse nasale et le corps de l'intermaxillaire, mesurée à la surface palatine de ces organes, est, à gauche, de 11 millimètres, à droite, de 20 millimètres. Il est donc incontestable que nous sommes ici aux deux côtés du crâne en présence d'une coexistence de la suture intermaxillo-susmaxillaire ou incisive (1) et de la fente du bec-de-lièvre. Puisque M. Th. Kölliker dit (pp. 363 et 364) que la coexistence du même côté de la suture incisive avec la fente latérale maxillaire n'a jamais lieu, je ne puis que regretter avec lui qu'il n'ait pas été aussi heureux (2) que moi dans ses recherches. Je dis ceci avec d'autant plus d'assurance que la coexistence de ces deux organes est tout à fait incontestable dans notre crâne de Cheval et surtout que ces organes ne laissent rien à désirer au point de vue de leurs dimensions macroscopiques, les sutures incisives ayant, je le répète, à droite 79 millimètres, à gauche 80 millimètres de longueur.

Il n'est point douteux que la partie de l'intermaxillaire située latéralement à la fente et qui borde extérieurement l'ouverture pyriforme est notre intermaxillaire externe, le mésognathion. Cet intermaxillaire externe porte à gauche une quatrième dent incisive, c'est-à-dire une dent surnuméraire, puisque le corps en porte trois de chaque côté. A droite cette dent incisive ne prend pas racine dans l'os, mais est située immédiatement au-dessous de lui, implantée dans la muqueuse séchée.

---

(1) Je ferai encore observer que non-seulement la *partie faciale* mais aussi la *partie palatine* de la suture intermaxillo-susmaxillaire existe dans notre Cheval.

(2) Voici comme M. Th. Kölliker s'exprime, page 363 : « Albrecht fand an den meisten seiner Präparate die *Sutura incisiva* noch erhalten und zwar zwischen dem lateralen Zwischenkiefer und dem Oberkiefer. Und diese Coëxistenz ist der absolute Nachweis, dass es sich in solchen Fällen um eine intraincisive Spalte handelt. — Ich bin bei meinen Untersuchungen nicht so glücklich gewezen. »

Du côté interne de la fente, nous trouvons les deux os intermaxillaires internes (endognathia) soudés du côté facial, mais encore réunis par suture sur la face palatine. Ces deux os intermaxillaires internes portent ensemble six dents incisives, trois de chaque côté. Les deux premières sont bien placées. Les deuxièmes et les troisièmes ont une direction anormale, surtout la deuxième droite dont le bord tranchant regarde extérieurement : cette dent a subi une rotation de 90° autour de l'axe de sa racine, puis s'est relevée de 90°. Nous avons donc ici huit dents incisives supérieures, chose assez rare chez le Cheval. L'explication et la valeur morphologique de ces dents nous seront données, ci-après, par deux crânes extrêmement remarquables conservés dans les collections de la Société anatomo-pathologique de Bruxelles.

Passons maintenant aux becs-de-lièvre chez l'homme. Généralement les becs-de-lièvre doubles chez l'homme se présentent sous la forme de ce schéma :

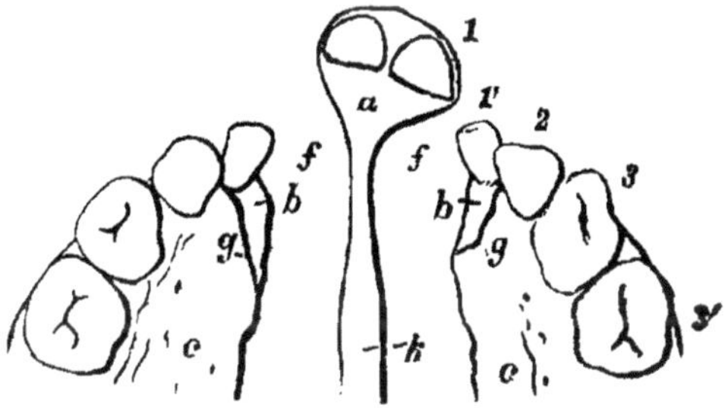

Fig. 2. — *Schéma du bec-de-lièvre double chez l'homme (avec double fente palatine).*

a Les deux os intermaxillaires internes soudés ensemble sur la ligne médiane (Endognathion droit et gauche).

bb Les deux os intermaxillaires externes (Mésognathion droit et gauche).

cc Les deux os maxillaires supérieurs (Exognathion droit et gauche).

ff Fentes maxillaires latérales entre l'os intermaxillaire interne et l'os intermaxillaire externe (Fissure endomésognathique).

gg Les deux sutures incisives entre l'os intermaxillaire externe et la mâchoire supérieure (Suture mésoexognathique).

k Vomer.

1 Incisive interne de lait.

1' Id. externe id.

2 Canine de lait.

3 1re molaire de lait.

3' 2e id.

Ce schéma, que j'emprunte à mon travail cité, a été fait, en 1878, d'après le crâne d'enfant que voici (voir la vue ventrale de ce crâne sur la planche I, fig. 1).

En regardant ce schéma, figure 2, nous avons au milieu le vomer très allongé en avant et portant antérieurement un os qui contient deux incisives de lait. Latéralement, par rapport à la fente, nous trouvons de chaque côté quatre dents dans leurs alvéoles : les deux molaires, la canine et une incisive de lait. La fente est donc entre la dent incisive médiane et la dent incisive latérale. La pièce qui contient la dent incisive latérale, est encore séparée par une suture très bien visible sur la face palatine. Il n'y a pas de doute que cette suture ne soit la suture entre la mâchoire supérieure et l'intermaxillaire externe, et que l'os ainsi séparé de la mâchoire supérieure ne soit l'intermaxillaire externe, tandis que l'os qui porte les deux incisives médianes nous représente les deux intermaxillaires internes soudés. Si nous regardons maintenant le crâne d'enfant lui-même (voir pl. I, fig. 1), nous voyons la preuve de ce que nous avons montré sur notre schéma. A droite et à gauche nous voyons la coexistence de la fente endomésognathique du bec-de-lièvre entre l'intermaxillaire interne et l'intermaxillaire externe et de la suture mésoexognathique ou incisive entre l'os intermaxillaire externe et la mâchoire supérieure. Voilà encore une fois prouvée pour l'homme la coexistence du même côté de la fente du bec-de-lièvre et de la suture incisive.

Dans un cas de bec-de-lièvre unilatéral chez l'homme, nous avons d'un côté seulement ce que nous venons de constater des deux côtés. C'est ce que le crâne que je fais passer maintenant, montre très nettement (voir fig. 3).

Je dois ce crâne remarquable à l'obligeance de M. le professeur Flemming, directeur de l'Institut anatomique de Kiel. Il provient d'un homme adulte ayant un bec-de-lièvre à droite et une fissure palatine du même côté. A cause du bec-de-lièvre et de la fente palatine unilatéraux, il y a eu des distorsions dans la face osseuse de cet homme ; j'en signalerai pour le moment deux : 1° le vomer est fortement dévié à gauche pour former avec les apophyses palatines de la mâchoire supérieure et de l'os palatin gauches la cavité nasale gauche ; 2° le cornet inférieur droit et le palais osseux droit descendent beaucoup plus bas que les mêmes parties à gauche.

La fente du bec-de-lièvre est, comme on peut le voir, entre l'alvéole de la dent incisive interne droite et l'alvéole de la dent incisive externe du même côté. Viennent alors l'alvéole de la canine droite, les deux prémolaires et les deux premières molaires droites, tandis que la dent de sagesse droite est tombée pendant la vie et son alvéole est résorbée. A gauche nous avons les alvéoles de la dent incisive interne, de la dent incisive externe et de la canine,

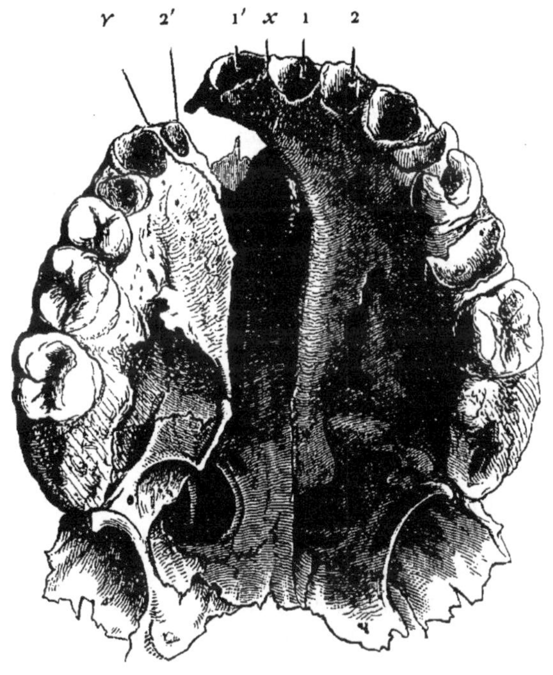

FIG. 3. — *Vue ventrale du palais d'un homme adulte affecté d'un bec-de-lièvre et de fissure palatine unilatéraux droits (appartient à l'Université de Kiel).*

1 Alvéole de la dent incisive interne gauche.
2 Id. id. externe id.
1' Id. id. interne droite.
2' Id. id. externe id.
Entre 1' et 2' on voit la fente maxillaire.
x Suture entre les deux os intermaxillaires internes (suture interendognathique).
y Suture entre l'os intermaxillaire externe droit et la mâchoire supérieure droite (suture incisive ou mésoexognathique droite).

puis les deux prémolaires et les deux molaires; la dent de sagesse et son alvéole ont subi le même sort qu'à droite. Entre les alvéoles de la dent incisive externe droite et de la canine du même côté, nous observons à la surface palatine une suture. C'est évidemment la suture incisive entre l'intermaxillaire externe droit et la mâchoire supérieure droite, ou suture mésoexognathique. Nous sommes donc encore une fois en présence de la coexistence de la suture incisive et de la fissure du bec-de-lièvre, fait si énergiquement contesté par M. Th. Kölliker.

L'os intermaxillaire interne droit, qui porte l'alvéole de la dent incisive droite, est relié sur la ligne médiane avec l'os intermaxillaire interne gauche par une suture qui lui laisse encore une certaine mobilité. *Nous avons donc ici le cas d'un os endognathion (droit) tout à fait isolé*. La suture interendognathique qui s'oblitère si rapidement dans les becs-de-lièvre doubles est donc restée ouverte chez cet homme adulte avec bec-de-lièvre unilatéral.

Non seulement je suis heureux de pouvoir démontrer dans le crâne de Kiel la présence d'un os intermaxillaire interne isolé, mais je puis encore ajouter que l'on trouve dans la littérature un cas dans lequel l'os intermaxillaire externe de chaque côté était isolé de la mâchoire supérieure. C'est le cas de M. J.-F. Meckel (1), et je ne crois pas de me tromper en interprétant ce qu'il dit, dans le sens que je viens d'indiquer.

Si on veut juger de l'effet considérable et désastreux exercé par la théorie de Gœthe sur l'esprit de nos meilleurs anatomistes et chirurgiens, il suffit de comparer les figures et le texte de l'éminent chirurgien allemand M. Kœnig. Si nous prenons la seconde édition de son *Manuel de chirurgie spéciale* (2), nous lisons (t. I, p. 243) la phrase suivante :

« La fissure maxillaire simple passe *toujours* entre la dent incisive et la dent canine, correspondant à l'endroit de la réunion fœtale de l'intermaxillaire avec les parties latérales. »

Cette phrase est accompagnée de deux figures d'après M. von

---

(1) J.-F. Meckel, *Handbuch der pathologischen Anatomie*. Leipzig, 1812, Band I, p. 540. « In einem Falle konnte sogar ausser dem getrennten mittleren Stücke auch auf jeder Seite eines, welches den äusseren Schneidezahn enthielt, von dem Oberkiefer getrennt werden. »

(2) Franz Koenig, *Lehrbuch der speciellen Chirurgie*, 2e édition. Berlin, 1878. « Die einfache Kieferspalte verläuft *stets* zwischen Schneidezahn und Augenzahn entsprechend der fœtalen Vereinigungstelle des Zwischenkiefers mit den Seitentheilen. »

Bruns, nos 47 et 48, lesquelles montrent le désaccord le plus formel entre le texte de M. Kœnig et ses illustrations. En effet, aussi bien dans le bec-de-lièvre simple (fig. 47) que dans le bec-de-lièvre double (fig. 48), la fente ne passe point entre l'incisive et la canine, mais entre les deux dents incisives.

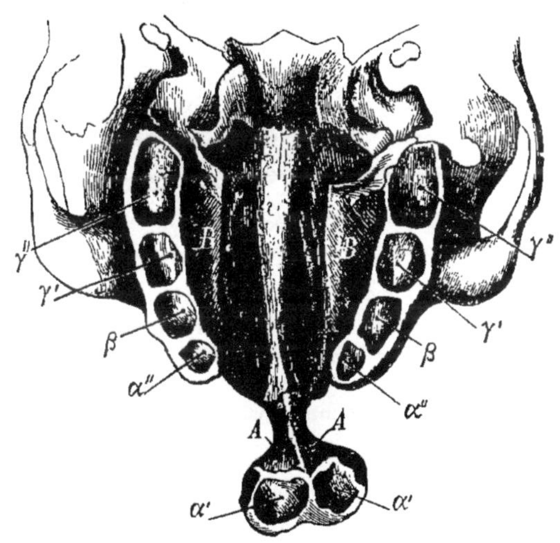

Fig. 4. — *Analyse de la figure 48, p. 244, t. I, de la seconde édition du* Manuel de Chirurgie spéciale de M. Koenig (*bec-de-lièvre double chez un enfant, d'après M. v. Bruns*).

α'α' Alvéoles des dents incisives internes de lait.
α''α'' Id. id. externes id.
ββ Id. des dents canines de lait.
γ'γ' Id. des 1res molaires id.
γ''γ'' Id. des 2mes id. id.
v Vomer.
BB Maxillaires supérieurs soudés aux os intermaxillaires externes.
AA Os intermaxillaires internes.

Il est évident que la première dent située en dehors de la fente n'est pas la canine, comme le veut M. Kœnig, mais l'incisive externe : vous pourrez en juger par vous-mêmes; je fais passer ces figures (voir fig. 4 et 5).

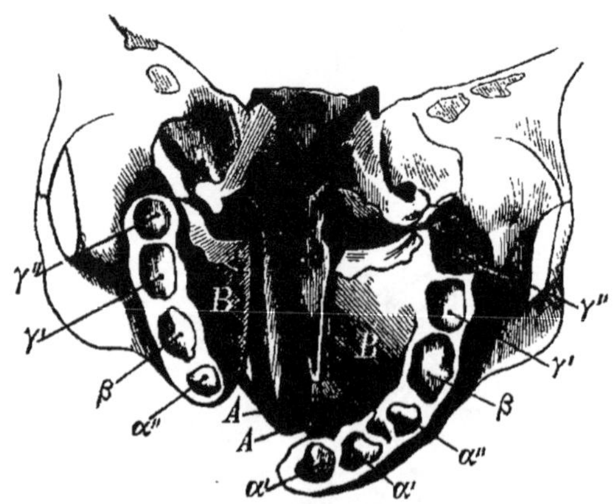

Fig. 5. — *Analyse de la figure 47, p. 243, t. I, de la seconde édition du* Manuel de Chirurgie spéciale de M. Koenig (*bec-de-lièvre unilatéral gauche chez un enfant, d'après M. v. Bruns*).

α'α'	Alvéoles des dents incisives internes de lait.			
α''α''	Id.	id.	externes	id.
ββ	Id.	des dents canines de lait.		
γ'γ'	Id.	des 1res molaires	id.	
γ''γ''	Id.	des 2mes	id.	id.
BB	Maxillaires supérieurs et os intermaxillaires externes soudés.			
AA	Os intermaxillaires internes.			

On voit encore distinctement sur la figure la suture interendognathique et la suture endomésognathique droite.

On peut voir, par les exemples que nous venons de donner, combien la théorie de Gœthe était enracinée dans les esprits les plus éminents.

M. Th. Kölliker dit, dans son travail précité (p. 364), que ma théorie repose sur deux supports qu'il croit avoir détruits :

1° La coexistence de la suture incisive avec la fissure maxillaire latérale;

2° La dépendance dans laquelle les dents se trouvent vis-à-vis des os.

Pour ce qui est de la coexistence de la suture incisive avec la fente maxillaire externe, je laisse aux personnes compétentes le soin de décider qui, de M. Kölliker ou de moi, a raison. Nous avons constaté cette coexistence des deux côtés dans le crâne de Cheval (pl. I, fig. 4) et chez l'homme (pl. I, fig. 1), d'un seul côté dans le bec-de-lièvre unilatéral de Kiel (fig. 3). Pour le Cheval, la suture incisive coexistante ne mesurait pas moins de 79 millimètres à droite et de 80 millimètres à gauche! Sur les crânes humains, si elle n'était pas aussi large, elle était au moins aussi distincte.

Pour ce qui concerne maintenant la dépendance des dents par rapport aux os dans lesquels elles sont implantées, je maintiens l'opinion que j'ai émise dans mon précédent travail, M. Kölliker n'ayant à mon avis absolument rien fait pour prouver l'indépendance de la dentition à l'égard des os qui la soutiennent ([1]). Je communiquerai cependant sur la dentition les résultats très intéressants auxquels j'ai été conduit par l'examen de deux précieuses préparations appartenant aux collections de la Société anatomo-pathologique de Bruxelles. Je saisis cette occasion pour exprimer mes meilleurs remercîments à M. Thiry, le président de cette Société, pour la permission qu'il m'a gracieusement octroyée de pouvoir les examiner et les faire reproduire.

Sur ces crânes, que voici, nous constatons la présence de quatre dents incisives de lait dans le bourgeon et encore une incisive supplémentaire de chaque côté de la fente du bec-de-lièvre. Nous avons donc ici six dents incisives ([2]).

L'un de ces deux crânes (voir le palais en vue ventrale dans la figure 2 de la planche I) nous montre dans le bourgeon les couronnes de quatre incisives de lait qui ne sont pas encore tout à fait percées, puis de chaque côté de la fente une troisième dent incisive de lait tout à fait percée; enfin, en dehors, les alvéoles de la canine, de la première et de la seconde prémolaires, avec les couronnes des dents de lait correspondantes non encore percées. Sur ce crâne, les sutures incisives ne se voient plus.

Sur la planche que vous voyez ici, j'ai fait représenter schématiquement le bec-de-lièvre double ordinaire avec quatre dents inci-

---

([1]) Si je voulais préciser ici les contradictions qui existent entre M. Th. Kölliker et moi, je pourrais les formuler comme suit : d'après M. Kölliker, une dent incisive supérieure peut être implantée dans un os intermaxillaire ou dans l'os de la mâchoire supérieure; d'après mon opinion, une dent incisive supérieure ne peut être implantée que dans un os intermaxillaire.

([2]) Des cas semblables, avec quatre incisives dans le bourgeon et une de chaque côté de la fente du bec-de-lièvre, sont publiés par M. Th. Kölliker, qui a même reconnu ces *six dents* comme *incisives* (*loc. cit.*, p. 369).

sives (voir pl. I, fig. 6) et la même affection, mais avec six dents incisives (voir pl. I, fig. 8).

Voici ce qui distingue ces deux cas :

Dans le bec-de-lièvre double à quatre dents incisives, chacun des quatre os intermaxillaires porte une dent incisive. Dans le bec-de-lièvre double à six dents incisives, les deux os intermaxillaires internes portent chacun deux incisives, les deux os intermaxillaires externes, chacun une incisive.

Donc les deux cas ont ceci de commun que l'os intermaxillaire externe porte toujours une seule incisive. Comme il n'y a pas de doute que l'os intermaxillaire externe du bec-de-lièvre à quatre incisives est l'homologue de l'os intermaxillaire externe du bec-de-lièvre à six incisives, il est certain que les dents incisives qu'ils contiennent de part et d'autre sont également homologues. Dans les deux cas, ces incisives sont situées devant la canine et séparées d'elles par la suture incisive ou mésoexognathique. Nous désignerons cette dent incisive, placée immédiatement en avant de la canine, sous le nom de *précanine.* Toujours les précanines sont situées dans les os intermaxillaires externes.

Quelle est maintenant l'homologie des incisives contenues dans les intermaxillaires internes?

Ici se présente une difficulté. En effet, dans le cas de bec-de-lièvre à quatre incisives, l'intermaxillaire interne ne porte qu'une incisive, tandis que dans le cas de bec-de-lièvre avec six incisives le même os en porte deux. Mais en réfléchissant il devient évident que dans le bec-de-lièvre à six incisives, la dent incisive située le plus près de la ligne médiane, c'est-à-dire la plus interne des deux dents incisives contenues dans l'intermaxillaire interne, est l'homologue de la dent unique située dans l'intermaxillaire interne du bec-de-lièvre à quatre incisives. Nous appellerons la dent incisive la plus rapprochée de la ligne médiane ou de la symphyse des os intermaxillaires internes, la dent incisive *parasymphysienne.*

Les dents incisives parasymphysiennes sont donc homologues.

La dent externe contenue dans l'os intermaxillaire interne du bec-de-lièvre à six dents que je propose d'appeler la *proparasymphysienne,* ne trouve pas d'homologue dans le bec-de-lièvre à quatre dents.

Dans le bec-de-lièvre à quatre dents, la parasymphysienne est la première dent incisive; la précanine, la deuxième.

Dans le bec-de-lièvre à six dents, la parasymphysienne est la première dent incisive; la précanine, la troisième.

La théorie que j'établis dès à présent, sur la valeur morphologique des dents incisives supérieures de l'homme normal, est la suivante :

La dent incisive supérieure interne, ou parasymphysienne supérieure, est en réalité la première dent incisive;

La dent incisive supérieure externe, ou deuxième dent incisive supérieure de l'homme normal (précanine supérieure), *est en réalité la troisième dent incisive.*

La véritable deuxième dent incisive supérieure ne se développe plus dans l'état normal, mais, dans le cas de bec-de-lièvre à six incisives supérieures, elle fait sa réapparition. Cette réapparition de la deuxième dent incisive supérieure est, suivant moi, *atavique.* Cette dent, ayant été perdue phylogénétiquement et ontogénétiquement, peut réapparaître par atavisme dans le cas de bec-de-lièvre. On peut se demander la cause de cette réapparition. Cette cause doit être cherchée dans la nutrition favorable dont les os intermaxillaires internes jouissent dans le cas de bec-de-lièvre.

Pour démontrer ceci je fais remarquer, ce qui est connu parfaitement des chirurgiens, que, dans le double bec-de-lièvre combiné avec la double fente palatine (*gnatho-uranoschisis duplex*), le vomer, se développant beaucoup plus que dans l'état normal, devient un os de grande dureté et pousse fortement en avant, faisant faire de cette manière une proéminence au bourgeon, formé par les deux os intermaxillaires internes : c'est là la cause d'une très grande difficulté pour l'opération chirurgicale de ce vice de conformation.

M. W. Vrolik, dans son excellent *Handboek der ziektekundige ontleedkunde*, a été le premier à entrevoir la cause de la proéminence énorme de « l'intermaxillaire » dans la gnatho-uranoschisis double : il l'attribue à l'indépendance dont l'os intermaxillaire jouit dans cette monstruosité, puisqu'il n'est pas retenu par des sutures avec les os maxillaires supérieurs (¹).

Je suis à même de pouvoir corriger et amplifier cette théorie au fond excellente de Vrolik. D'abord, dans le bec-de-lièvre double avec double fente palatine, le vomer n'étant pas arrêté par des

(¹) Vrolik, *loc. cit.*, t. I, p. 454 : De vraag blijft dan alleen : Hoe het kome, dat dit tusschenkaakbeen, als een vrij zittende knobbel, zoo verre aan de voorzijde van de bovenkaak uitpuile? Zoude de oplossing van deze niet gevonden worden in de vrije ontwikkeling, welke het tusschenkaakbeen moet verkrijgen, zoo het zich geheel buiten allen verband bevindt? Daaruit zal zich dan ook wel laten verklaren waarom het bij de dubbele, maar niet bij de enkele hazenlip, naar voren uitsteekt.

sutures ni avec les parties horizontales des palatins, ni avec les apophyses palatines des mâchoires supérieures, les os intermaxillaires internes n'étant pas arrêtés par des sutures avec les os intermaxillaires externes, le vomer et avec lui les deux os intermaxillaires externes croissent vers le *locus minoris resistentiæ*, *i. e.* en avant. Dans cet accroissement, nous voyons précisément les mêmes causes et les mêmes effets comme dans l'accroissement des dents incisives des rongeurs, quand par hasard l'une ou l'autre de ces incisives ne se développe pas ou est cassée, et comme dans les cas de monstruosités cyclopes des mammifères, quand par complication les mâchoires supérieures et les intermaxillaires deviennent rudimentaires (*micrognathie supérieure*), et que la mâchoire inférieure se recourbe fortement vers le haut (*campylognathie inférieure*) ([1]).

Dans la gnatho-uranoschisis simple, le vomer et les deux os intermaxillaires internes jouissent seulement du côté du bec-de-lièvre et de la fente palatine de la liberté qui leur est accordée des deux côtés dans la double fente palato-maxillaire, tandis que du côté opposé ils sont retenus par des sutures avec le palatin, la mâchoire supérieure et l'os intermaxillaire externe. L'effet de cette indépendance unilatérale n'est pas aussi grand que dans le cas de l'indépendance bilatérale, mais il est encore assez marqué; la grande ligne courbe, concave du côté normal, convexe du côté de la fente, que le vomer fait dans beaucoup de cas de gnatho-uranoschisis unilatérale résulte de ce que le vomer, à demi indépendant, n'est pas retenu par des sutures du côté de la fente.

J'ai souvent vu cette ligne courbe du vomer dans la simple fente palato-maxillaire, et j'ajouterai que, dans Vrolik, on voit la ligne courbée dont je parle, dans les figures 9 et 10 de la planche XXXIII.

Cette ligne courbe devient encore beaucoup plus forte quand la gnatho-uranoschisis unilatérale est combinée avec une uranoschisis sans bec-de-lièvre de l'autre côté (cf. la fig. 8 de la pl. XXXIII de Vrolik).

J'ai expliqué pourquoi dans la double fente palato-maxillaire le vomer pousse si fortement en avant, mais je n'ai pas encore parlé des causes qui produisent dans le même cas le grand développement de sa substance osseuse et sa grande dureté.

([1]) J'ai publié un cas de cyclopie de Cochon avec micrognathie supérieure et campylognathie inférieure, et j'ai expliqué la dernière malformation dans le texte de mon *Mémoire sur le basiotique, un nouvel os du crâne,* dans la PRESSE MÉDICALE BELGE, 1883, nº 16, p. 124.

Voici ma théorie à l'égard de ce phénomène.

Dans les becs-de-lièvre doubles avec doubles fentes palatines, les artères qui nourrissent le vomer et les deux os intermaxillaires internes, ne s'anastomosent pas directement avec les artères des mâchoires supérieures et des intermaxillaires externes. Voilà pourquoi le vomer et les os intermaxillaires internes deviennent généralement si grands dans ce vice de conformation. Je vais encore plus loin : par cet énorme accroissement de nourriture dans les os intermaxillaires internes, il peut se développer ataviquement des dents qui, à l'état normal, ne se développent plus dans ces os, précisément faute d'excès de nourriture et d'espace. Pour expliquer ceci il faut admettre, ce qui est démontré d'ailleurs, que l'homme descend d'êtres qui étaient plus que tétraprotodontes, ce qui veut dire, d'après la nomenclature du célèbre anatomiste Owen, qu'il descend d'êtres qui avaient plus que quatre dents incisives dans leurs os intermaxillaires. Eh bien, dans les crânes de l'Université de Bruxelles, nous avons une hexaprotodontie, nous avons six dents incisives dans les intermaxillaires, deux dans chaque os intermaxillaire interne et une dans chaque os intermaxillaire externe. L'homme normal possède de ces six dents incisives les deux parasymphysiennes et les deux précanines. Les deux deuxièmes incisives ou les proparasymphysiennes des crânes de Bruxelles, il ne les possède plus. Cette deuxième dent incisive est donc d'après ma théorie une dent atavique, développée dans ces crânes par l'excès de nourriture et d'espace dont jouissent les deux os intermaxillaires internes par suite de la gnatho-uranoschisis double. Donc, si dans les crânes hexaprotodontes de Bruxelles la parasymphysienne est la première, la proparasymphysienne la deuxième, la précanine la troisième dent incisive, *dans le crâne normal, la parasymphysienne a également la valeur morphologique de la première et la précanine, celle de la troisième dent incisive.* Donc, entre notre première et notre seconde incisive supérieure, il y a une incisive, la *véritable deuxième* incisive supérieure, perdue.

Regardons maintenant nos schémata (voir pl. I, fig. 5, 6, 7, 8, 9 et 10).

Le premier représente l'ancienne théorie des becs-de-lièvre : l'os « intermaxillaire » porte les dents incisives ; il est séparé de la mâchoire supérieure par la fente maxillaire.

Le deuxième représente ma théorie des becs-de-lièvre doubles avec quatre dents incisives, théorie émise en 1878 : l'os intermaxil-

**

laire interne de chaque côté porte la dent incisive interne, l'os intermaxillaire externe de chaque côté la dent incisive externe. La fente maxillaire ne sépare pas la mâchoire supérieure de l'intermaxillaire, mais l'os intermaxillaire externe de l'os intermaxillaire interne. De chaque côté, on voit la coexistence de la fente maxillaire (endomésognathique) avec la suture incisive (mésoexognathique).

Le troisième représente l'explication de M. Th. Kölliker des becs-de-lièvre doubles : la fente passe de chaque côté entre la dent incisive interne et la dent incisive externe. D'après sa théorie, la fente sépare même dans ce cas l'« intermaxillaire » de la mâchoire supérieure; seulement, par « l'indépendance de la formation des dents et de la formation des os », la dent incisive externe est placée dans le maxillaire supérieur.

Le quatrième représente ma théorie sur les doubles becs-de-lièvre avec six dents incisives. L'os intermaxillaire interne de chaque côté porte deux dents incisives, la *parasymphysienne* et la *proparasymphysienne*; l'os intermaxillaire externe de chaque côté, une dent incisive, la *précanine*. La fente est entre l'os intermaxillaire interne et l'os intermaxillaire externe.

Le cinquième représente ma théorie sur la dentition de nos ancêtres hexaprotodontes, qui avaient la parasymphysienne et la proparasymphysienne dans l'os intermaxillaire interne, la précanine dans l'os intermaxillaire externe. J'ai fait dessiner une dentition de lait pour faciliter la comparaison avec les autres schémata.

Enfin le dernier donne la valeur morphologique des dents incisives supérieures de l'homme actuel normal, qui a perdu la proparasymphysienne et qui n'a plus que la parasymphysienne dans son os intermaxillaire interne et la précanine dans son os intermaxillaire externe. Après la perte de la véritable deuxième dent incisive ou proparasymphysienne, la précanine est devenue chez l'homme actuel normal la pseudoseconde.

Ce qui rend ma théorie sur la valeur morphologique de nos deux dents incisives encore plus vraisemblable, c'est que l'on constate le même processus chez les Lièvres et les Lapins : leurs dents incisives supérieures antérieures sont les premières, et les postérieures, les troisièmes; les deuxièmes se perdent pendant le développement ontogénique.

Pour ce qui concerne le Cheval à bec-de-lièvre double, nous avons vu qu'il est octoprotodonte, tandis que le Cheval normal n'est que hexaprotodonte. Ce que j'ai dit pour l'homme peut s'appliquer, *mutatis mutandis,* au Cheval. Le Cheval descend d'ancêtres qui avaient un plus grand nombre de dents incisives supérieures que lui. Je rappelle ici qu'il y a encore actuellement des marsupiaux qui sont décaprotodontes ([1]). Dans le bec-de-lièvre double de notre Cheval, les intermaxillaires internes portent chacun trois incisives, tandis que dans l'état normal il ne s'y développe que deux incisives; l'os intermaxillaire externe nous présente, dans les deux cas, une incisive, la précanine. Il est donc évident que, chez ce Cheval, l'excès de nourriture et d'espace, dont jouissent les os intermaxillaires internes dans le bec-de-lièvre double, a aussi favorisé le développement d'une dent incisive surnuméraire atavistique dans ces os.

Nous pouvons donc résumer les cas d'hyperodontie, dans les becs-de-lièvre des chevaux et des hommes, dans la théorie suivante :

Dans le développement phylogénique des mammifères avec deux et plus de deux dents incisives supérieures de chaque côté, les dents incisives parasymphysiennes et précanines sont constantes, tandis que les dents incisives situées entre ces deux dents ne se développent plus. Chez tous ces mammifères la précanine est la dent incisive de l'os intermaxillaire externe ou la dent incisive mésognathique, tandis que les dents incisives qui se perdent sont toutes placées à côté de la parasymphysienne dans l'os intermaxillaire interne ou l'endognathion des mammifères.

Si on prend les ancêtres hexaprotodontes les plus prochains de l'homme comme point de départ, la précanine ou la dent incisive externe de l'homme actuel normal n'est certainement pas la seconde, mais la troisième dent incisive. Mais si nous élargissons maintenant notre théorie jusqu'aux promammaux, dont le nombre des incisives supérieures n'est pas connu, nous pouvons dire que la dent incisive externe ou précanine de l'homme actuel normal est la n^{me} dent incisive supérieure du promammal, en désignant par n le nombre des incisives supérieures dans les os intermaxillaires d'un côté du promammal.

([1]) Par exemple, *Perameles, Didelphys.*

RÉSUMÉ.

Je résume brièvement les points sur lesquels a porté ma communication :

1. Il y a quatre os intermaxillaires, deux internes et deux externes;

2. Le bourgeon (*Bürzel*) dans le bec-de-lièvre double est formé par les deux os intermaxillaires internes ;

3. La fente maxillaire, chez les mammifères, est toujours située entre l'os intermaxillaire interne et l'os intermaxillaire externe, et non entre l'os intermaxillaire externe et la mâchoire supérieure ;

4. La coexistence de la fente maxillaire et de la suture incisive du même côté est incontestablement prouvée par un crâne de Cheval et deux crânes d'hommes qui se trouvent entre mes mains, et par un crâne d'homme décrit par J.-F. Meckel (*Pathol. Anatomie I*, p. 540) ;

5. Quand il y a trois dents incisives d'un côté, deux de ces dents incisives sont placées dans l'os intermaxillaire interne, une dans l'os intermaxillaire externe ; la fente passe, dans un cas pareil, comme toujours, entre l'os intermaxillaire interne et l'os intermaxillaire externe ;

6. La dent incisive supérieure externe de l'homme normal est à la vérité sa troisième incisive, puisqu'une dent qui a été située entre la dent incisive supérieure interne et la dent supérieure externe, a disparu pendant le développement phylogénique ;

7. Cette véritable deuxième dent incisive peut faire sa réapparition dans des crânes affectés de fente maxillaire ; dans ce cas, elle est la plus externe des deux dents incisives logées dans l'os intermaxillaire interne ;

8. Cette réapparition atavique d'une dent, qui ne se développe plus chez l'homme normal, trouve sa raison d'être dans l'excès de nutrition et d'espace dont jouit l'os intermaxillaire interne du côté de la fente maxillaire.

C'est pour moi un devoir agréable, en terminant, d'exprimer mes sentiments de profonde reconnaissance à MM. Dollo, Flemming, Héger, Houzé, Jacques, Schwalbe et Thiry, qui ont bien voulu mettre à ma disposition les préparations qui sont entre leurs mains, et m'aider dans la publication de ce mémoire.

Bull. de la Société d'Anthropologie
de Bruxelles.

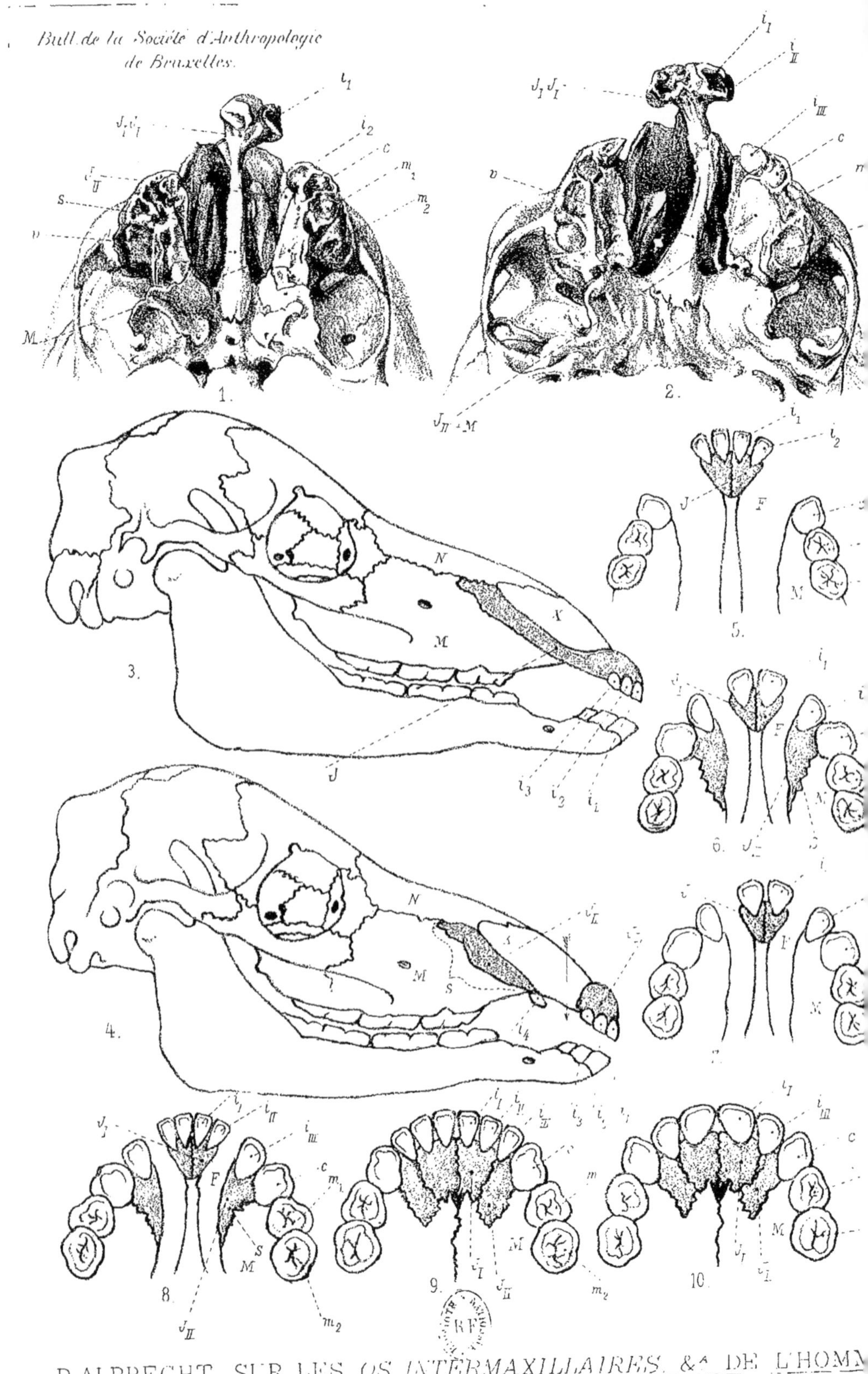

P. ALBRECHT _ SUR LES OS INTERMAXILLAIRES, &a DE L'HOMM

EXPLICATION DE LA PLANCHE I.

Fig. 1. Vue ventrale de la partie antérieure du crâne d'un enfant nouveau-né affecté de double fente palato-maxillaire. — 4 dents incisives supérieures.

$J_I J_I$ Les deux os intermaxillaires internes soudés à la ligne médiane.

J_{II} Os intermaxillaire externe gauche.

M Mâchoire supérieure gauche.

v Vomer.

i_1 Dent incisive supérieure interne (dentition de lait).

i_2 Id. externe id.

c Canine supérieure id.

m_1 1re molaire supérieure id.

m_2 2e id. id. id.

S Suture incisive droite.

De chaque côté entre l'os intermaxillaire externe et la mâchoire supérieure : la suture incisive.

De chaque côté entre l'os intermaxillaire interne et l'os intermaxillaire externe : la fente du bec-de-lièvre.

Fig. 2. Vue ventrale de la partie antérieure du crâne d'un enfant affecté de double fente palato-maxillaire. — 6 dents incisives supérieures (appartient à la collection de la Société anatomo-pathologique de Bruxelles).

$J_I J_I$ Les deux os intermaxillaires internes soudés à la ligne médiane.

J_{II} + M Mâchoire supérieure gauche soudée à l'os intermaxillaire externe gauche.

v Vomer.

i_I Dent incisive parasymphysienne supérieure de lait contenue dans l'os intermaxillaire interne.

i_{II} Dent incisive proparasymphysienne supérieure de lait contenue dans l'os intermaxillaire interne.

i_{III} Dent incisive précanine supérieure de lait contenue dans l'os intermaxillaire externe.

c, m_1, m_2 Comme dans la figure précédente.

Fig. 3. Schéma du profil droit d'un crâne de jeune Cheval normal. — 6 dents incisives.

J Os « intermaxillaire. »

M Mâchoire supérieure.

N Os nasal.

X Cartilage quadrilatère de la cloison du nez.

i_1 1re dent incisive supérieure de lait.

i_2 2e id. id.

i_3 3e id. id.

Fig. 4. Schéma du profil droit du crâne d'un jeune Cheval affecté de bec-de-lièvre double. — 8 dents incisives supérieures.

J_I Os intermaxillaire interne.

J_{II} Id. externe.

M Mâchoire supérieure.

N Os nasal.

X Cartilage quadrilatère de la cloison du nez.

i_1 1re dent incisive supérieure de lait } contenues dans l'os intermaxillaire interne.
i_2 2e id. id.
i_3 3e id. id.

i_4 4e id. id. contenue dans l'os intermaxillaire externe.

Fente maxillaire entre l'os intermaxillaire interne et l'os intermaxillaire externe.

S Suture incisive entre l'os intermaxillaire externe et la mâchoire supérieure.

Fig 5. Schéma représentant l'ancienne théorie des becs-de-lièvre, qui maintenait que la fente du bec-de-lièvre passe entre l'os « intermaxillaire » et la mâchoire supérieure.

Comme d'après cette théorie les dents incisives (i_1 i_2) sont situées dans l'os « intermaxillaire » (J), la fente du bec-de-lièvre (F) sépare l'« intermaxillaire » (J) de la mâchoire supérieure (M).

Fig. 6. Schéma représentant ma théorie des becs-de-lièvre doubles avec quatre dents incisives, théorie émise en 1878.

La fente du bec-de-lièvre (F) passe de chaque côté entre l'os intermaxillaire interne (J_I) et l'os intermaxillaire externe (J_{II}); elle coexiste de chaque côté avec la suture incisive (S), qui est située entre l'os intermaxillaire externe (J_{II}) et la mâchoire supérieure (M). L'os intermaxillaire interne (J_I) porte de chaque côté la dent incisive interne (i_1); l'os intermaxillaire externe (J_{II}) porte la dent incisive externe (i_2).

Fig. 7. Schéma représentant l'explication de M. Th. Kölliker des doubles becs-de-lièvre à quatre dents incisives, avec une dent incisive de chaque côté en dedans et une en dehors de la fente.

D'après cette théorie la fente (F) est néanmoins située entre l'os « intermaxillaire » (J) et la mâchoire supérieure (M), la dent incisive externe (i_2) étant seulement implantée dans la mâchoire supérieure (M).

Fig. 8. Schéma représentant ma théorie sur les becs-de-lièvre doubles avec six dents incisives; la fente du bec-de-lièvre (F) passe de chaque côté entre l'os intermaxillaire interne (J_I) et l'os intermaxillaire externe (J_{II}); elle coexiste de chaque côté avec la suture incisive (S), qui est située entre l'os intermaxillaire externe (J_{II}) et la mâchoire supérieure (M). L'os intermaxillaire interne (J_I) de chaque côté porte deux dents incisives : la parasymphysienne (i_I) et la proparasymphysienne (i_{II}); l'os intermaxillaire externe (J_{II}) porte une dent incisive, la précanine (i_{III}).

Fig. 9. Schéma représentant ma théorie sur la dentition de nos ancêtres hexaprotodontes. On a dessiné une dentition de lait pour faciliter la comparaison avec les autres schémata.

La parasymphysienne (i_I) et la proparasymphysienne (i_{II}) sont situées dans l'os intermaxillaire interne (J_I), la précanine (i_{III}) dans l'os intermaxillaire externe (J_{II}).

Fig. 10. Schéma représentant la valeur morphologique des dents incisives supérieures de l'homme actuel normal. La proparasymphysienne ou la véritable deuxième dent incisive étant perdue, il ne reste que la parasymphysienne (i_I) contenue dans l'os intermaxillaire interne (J_I) et la précanine (i_{III}) contenue dans l'os intermaxillaire externe (J_{II}).

La précanine ou la dent incisive mésognathique, généralement appelée chez l'homme l'incisive externe ou seconde incisive supérieure, est donc en vérité notre *troisième* dent incisive supérieure.

Pour les schémata 5, 6, 7, 8, 9 et 10, les désignations suivantes sont communes :

J_I Os intermaxillaire interne gauche (Endognathion gauche).
J_{II} Id. externe id. (Mésognathion id.).
M Mâchoire supérieure id. (Exognathion id.).
i_1 Dent incisive supérieure interne de lait.
i_2 Id id. externe id.
i_I Id. parasymphysienne supérieure de lait.
i_{II} Id. proparasymphysienne id. id.
i_{III} Id. précanine id. id.
c Canine supérieure de lait.
m_1 1re molaire supérieure de lait.
m_2 2e id. id.

EXTRAIT

DU

CATALOGUE DES LIVRES DE FONDS

DE LA

LIBRAIRIE MÉDICALE ET SCIENTIFIQUE DE A. MANCEAUX

Rue des Trois-Têtes, 12 (Montagne de la Cour) 12

A BRUXELLES.

NOTA. — Tous les ouvrages portés dans ce Catalogue sont expédiés par la poste, dans les provinces et les pays de l'Union postale, *franco* et sans augmentation sur les prix désignés. — Prière de joindre à la demande des *timbres-poste* pour une somme de moins de cinq francs ou un *mandat* sur Bruxelles. — *On ne reçoit que les lettres affranchies.*

Albrecht (Paul). Sur les copulae intercostoïdales et les hémisternoïdes du sacrum des mammifères, 18 grav. dans le texte, 24 p., 1883. 2,00

— Epiphyses osseuses, sur les apophyses épineuses des vertèbres d'un reptile (*Hatteria punctata, Gray*). Avec 2 fig. intercalées dans le texte, 6 pages, 1883. 0,50

— Sur la fente maxillaire double sous-muqueuse et les quatre os intermaxillaires de l'ornithorynque adulte normal. Communication faite à la Société d'anatomie pathologique de Bruxelles, dans sa séance du 25 novembre 1883. 6 p. avec une grav. dans le texte. 0,50

— Mémoire sur le Basiotique, un nouvel os de la base du crâne, situé entre l'occipital et le sphénoïde. présenté à la Société d'anatomie pathologique de Bruxelles. In-8°, 31 p. et 9 grav. sur bois. 3,50

Barella. Les alcools et l'alcoolisme, 1880, in-8°, 165 p. 3,00

— De la mort subite puerpérale. 1874, in-8°. 2,00

— Clinique médicale des affections du cœur et de l'aorte. Observations de médecine pratique, traduites de l'anglais. In-8°, 246 pages et planches. 4,00

Barella. De l'abus des spiritueux, maladies des buveurs. 1879, beau vol. in-12, 200 pages. 3,00

— De l'emploi thérapeutique de l'arsenic. In-8°, 567 pages. 8,00

Baudon. De la valeur relative des amputations et des résections dans les tumeurs blanches. 1878, in-8°. 147 pages. 2,00

Belval. Essai sur l'organisation générale de l'hygiène publique. 1876, in-8°, 306 pages. 7,50

Bock. Le livre de l'homme sain et de l'homme malade, traduit de l'allemand sur la 5e édit. et annoté par le docteur Victor Desguin, lauréat de l'Académie de médecine de Paris, et M. Camille Van Straelen. Ouvrage enrichi de planches et de gravures intercalées dans le texte, 2 vol. in-8°, 800 p. 10,00

Boëns. La bière au point de vue médical, hygiénique et social. 1878, in-8°, 160 pages. 2,00

— Traité pratique des maladies, des accidents et des difformités des houilleurs. 1862, in-8°, 162 pages. 5,00

— Louise Lateau ou les mystères de Bois-d'Haine dévoilés. 2e éd. revue et augmentée. 2,00

— Plus de vaccin, plus de vaccine. In-8°, 1880. 1,00

— Le vaccin jugé par ses partisans. In-8°, 1880. 1,00

— La vaccine obligatoire, Boëns. Bruxelles, in-8°, 1880. 1,00

— La vaccine. In-8°, 1881. 1,00

— La vaccine au Congrès de Cologne. In-8°, 1882. 3,00

— L'École vaccinatrice et l'École antivaccinatrice. In-8°, 1883. 1,50

— La variole, la vaccine et les vaccinides en 1884. In-8°, 1884. 2,50

Bojanus. Application de la médecine homœopathique aux traitements chirurgicaux. Faits divers de médecine opératoire. Compte-rendu des résultats obtenus à l'hôpital des Apanages de Nijny-Nowgorod (Russie). In-8°, IV-233 pages avec atlas de 15 planches photolithographiques. 1864. 7,00

Bommer et **Rousseau.** Catalogue des champignons observés aux environs de Bruxelles. 1879, in-8°, 220 pages. 2,00

Bougard. Études sur le cancer, caustique et instrument tranchant, examen critique des traitements préconisés, exposé complet de la méthode de l'auteur, caustique et procédés nouveaux, statistique comparée établissant la supériorité de la méthode cautérisante, par le docteur Bougard, ancien professeur à l'Université de Bruxelles, membre de la Commission médicale, chirurgien et administrateur de l'hospice Sainte-Gertrude, chirurgien en chef des ambulances de la Croix-Rouge pendant la guerre de 1870-71, membre de la Commission d'inspection des établissements d'aliénés, etc., grand in-8°. 1882, 890 pages. 10,00

Bouqué. Du traitement des fistules uro-génitales de la femme, par la réunion secondaire. (Cautérisation simple. — Cautérisation suivie de l'application des instruments nécessaires.) 1875, in-8°, 261 pages. 4,00

Burggraeve. Les appareils ouatés ou nouveau système de déligation pour les fractures, les entorses, les luxations, les contusions, les artropathies, etc., avec 20 planches gravées sur des épreuves photographiées. 1859, gr. in-folio, 100 p. 50,00

— Études médico-philosophiques sur Joseph Guislain, 1867, grand in-8°, 452 pages. 6,00

— Œuvres médico-chirurgicales. 1862, grand in-8°, 423 p. 3,00

— Réponse à M. le docteur Deroubaix, sur sa brochure : *Quelques mots à propos du nouveau projet de loi sur l'enseignement supérieur.* 0,50

Buys. Traitement du kyste de l'ovaire, du pyothorax, de l'hydrothorax, des plaies, etc., par la compression et l'aspiration continues. Procédés et appareils nouveaux. Ouvrage extrait des *Mémoires de l'Académie royale de médecine de Belgique*, orné de trois grandes planches lithographiées, suivi d'une observation de corps étranger, extrait de l'articulation du genou, recueillie par M. Hauchamps, dans le service de M. le docteur Deroubaix, à l'hôpital Saint-Pierre de Bruxelles. 1870, in-8°, 118 pages et planches. 3,00

Cauderlier (Em.). Les Boissons alcooliques et leurs effets sociaux en Belgique. D'après des documents officiels. 1,00

— Les Boissons alcooliques en Belgique et leur action sur l'appauvrissement du pays. Brochure grand in-8°. 1,00

— Du Saint-Gothard à Syracuse. — Voyage en Italie et en Sicile, avec de nombreuses vignettes, par A. Heins. Un beau volume in-12, de 384 pages. 4,00

Casse. De la transfusion du sang. 1874, in-8°, 182 pages et planches. 4,00

— Terrains et microbes. In-8°. 1884. 1,25

Cazenave (de la Roche). Traité pratique des Eaux-Bonnes. 1877, in-8°, 260 pages. 3,50

Charles. Clinique obstétricale, deuxième série de cent opérations pratiquées dans des accouchements difficiles. 1878, in-8°, 108 pages. 4,00

— Des déplacements de la matrice en arrière pendant la grossesse (mémoire couronné par l'Académie de médecine de Paris, prix Capuron, 1874). 1878, in-8°, 300 pages et fig. 6,00

Charon. Contribution à la pathologie de l'enfance, 2e édition, revue et augmentée. 1881, in-8° avec figures et 6 planches noires et en chromo. 6,00

Congrès international d'hygiène, de sauvetage et d'économie sociale. 1876, 2 forts volumes grand in-8° d'environ 900 pages chacun. 25,00

— périodique international des sciences médicales, 3e session. Vienne, 1873. Compte-rendu résumé, publié d'après les documents officiels fournis par le bureau du Congrès de Vienne, par le comité de publication des actes du Congrès médical de Bruxelles. In-8°. 4,00

— périodique international des sciences médicales, 4e session. Bruxelles, 1875. Compte-rendu publié, au nom du bureau, par MM. Warlomont, Duwez et Verriest. 1876, in-8°, 1050 pages avec figures. 15,00

Crocq. Traité des tumeurs blanches des articulations. Ouvrage publié par la Société des sciences médicales et naturelles de Bruxelles, accompagné de planches lithographiées. 1853, in-8°, XVI-725 pages. 12,00

— Du traitement des fractures des membres. Mémoire couronné par l'Académie royale de médecine de Belgique. 1851, in-4°, 544 pages. 6,00

Da Costa Alvarenga. Précis de thermométrie clinique générale, trad. du portugais, par le dr Papillaud. 1871, 1 vol. 6,00

Dambre. Traité de médecine légale et de jurisprudence de la médecine, 2e édition, revue par un professeur. 1878, in-8°, 612 pages. 8,00

Dandois. Du rôle des organismes inférieurs dans les complications des plaies. Mémoire de chirurgie couronné au concours de l'enseignement supérieur de l'année 1881-1882. Volume in-8° de 332 pages. 5,00

Degive. Manuel de maréchalerie. Br. 2 fr., cart. 2,50

Delogne. Flore cryptogamique de la Belgique. 1re livraison (mousses). 5,00

Delporte (A.). Notice sur les travaux nécessaires pour compléter le réseau géodésique belge. 1884, in-8°. 2,00

De Molinari. Guide de l'homœopathiste, indiquant les moyens de se traiter soi-même dans les maladies les plus communes, en attendant l'arrivée du médecin. 2e édit, 1871, 1 vol. in-12. 3,00

Deneffe. Nouveaux trocarts pour la ponction hypogastrique de la vessie. In-8° avec planches. 1,00

— Creuznach. Études médicales sur ses eaux chlorurées, iodo-bromurées. 1883, in-8°, 309 pages. 5,00

Deneffe et **Van Wetter.** De l'anesthésie produite par injection intra-veineuse de chloral, selon la méthode de M. le professeur Oré. 1875, in-8° de 230 pages. 3,50

— Nouvelles études sur l'anesthésie par injection intra-veineuse de chloral. 1879, in-8°, 128 p. 2,00

— De la ponction de la vessie. 1874, in-8° de 300 pages et pl. chromo. 4,00

Deneubourg. Traité pratique d'obstétrique ou de la parturition des principales femelles domestiques, comprenant tout ce qui a rapport à la génération et à la mise bas naturelle, les soins à donner à la mère et au nouveau-né de suite après la naissance, pendant l'allaitement et à l'époque du sevrage. 1880, in-8°, 583 pages avec 38 figures dans le texte. 8,00

Deroubaix. Compte-rendu des travaux relatifs à la chirurgie pendant la période 1841-1866. 1867, in-8°, 103 pages. 1,50

— Fragments sur la compression. In-8°, 50 pages. 1,00

— Clinique chirurgicale de l'hôpital Saint-Jean.

I. Observations et leçons cliniques recueillies par M. Lebrun, aide de clinique, depuis le 1er octobre 1877, jusqu'au 1er juillet 1879. 1881, grand in-8° avec figures. 4,00

II. Seconde partie des observations et leçons cliniques recueillies depuis le 1er octobre 1877, jusqu'au 1er juillet 1879. 1881, grand in-8° avec figures. 4,00

— Clinique chirurgicale de l'hôpital Saint-Jean, par M. le professeur Deroubaix. Observations recueillies par M. Thiriar, aide de clinique, depuis le 1er avril 1881 jusqu'au 1er juillet 1882. Grand in-8°, 220 pages avec fig. dans le texte. 5,00

— Traité des fistules uro-génitales de la femme, comprenant les fistules vésico-vaginales, vésicales cervico-vaginales, uréthro-vaginales cervico-utérines, vésico-utérines. 1872, un gros vol. in-8° de 824 p., orné de pl. intercalées dans le texte. 12,00

Deroubaix. Quelques mots à propos du nouveau projet de loi sur l'enseignement supérieur. Brochure in-8° de 48 p. 1,25

De Saint-Moulin. De l'accouchement prématuré artificiel particulièrement envisagé dans ses moyens d'exécution. 1878, in-8°, 154 pages. 2,50

Desguin. Nouvelle étude critique sur les symptômes cérébraux du rhumatisme. 1870, in-8°, 120 pages. 2,00

— Étude de métalloscopie et de métallothérapie. 1880, in-8°. 2,00

— Le burquisme, métalloscopie et métallothérapie. Rapport fait à l'Académie royale de médecine de Belgique, dans la séance du 29 décembre 1883, par le docteur VICTOR DESGUIN. In-8°. 1,25

Desmet (Édouard). Des dermatoses considérées au point de vue de la classification de l'étiologie, de l'anatomie pathologique et du traitement. 1870, in-8°. 4,00

— Des rétrécissements du canal de l'urèthre. 1880, in-8°, 560 pages. 7,50

De Smeth (Joseph). Les maladies et les infirmités de l'esprit. Conférence clinique recueillie par Longfils. (Extrait des *Annales de l'Université.*) In-8°, 40 pages. 2,00

— Symptômes et traitement des maladies mentales à leur début, par le docteur Alb. Erlenmeyer. (Mémoire couronné par la Société allemande de psychiatrie et de psychologie légale.) Trad. de l'allem., sur la 5e édit.. 1868, in-8°, 160 pages. 3,00

— De la mélancolie. Étude médicale. Thèse présentée à la faculté de médecine de Bruxelles. 1872, in-8°. 5,00

Dewalque. Prodrome d'une description géologique de la Belgique. 2e édition, 1880, fort. vol. in-8°. 8,00

Dupré. La chirurgie et le pansement antiseptique en Allemagne et en Angleterre. Lettres adressées à M. le professeur van den Corput. 1879, in-8°. 5,00

Esmarch. Les premiers soins à donner en cas d'accidents subits. — Trad. par le Dr EUGÈNE VAN OYE. Petit in-8°, de 100 p. 1,25

Feigneaux. Les maternités au point de vue de la prophylaxie des maladies puerpérales. 2e édition, revue et augmentée. In-8°. 2,00

— Le suicide dans le comté et la capitale de Philadelphie de 1872 à 1881 inclusivement (extrait du compte rendu de l'Association médicale américaine Saint-Paul, juin 1882), par

John G. Lee, M. D., médecin légiste, etc. à Philadelphie Pa; traduit de l'anglais par le docteur A. Feigneaux, secrétaire général de la Société royale de médecine publique de Belgique, directeur gérant de *l'Art médical*, etc. Bruxelles, Lavalleye-Moreau. 1,50

Félix. De l'assainissement des villes et des habitations au moyen du comburateur hygiénique au gaz. 1880, in-8°. 2,50

— De la destruction des gaz méphitiques. 1876, in-8°. 1,50

— De l'action physiologique et thérapeutique du phosphore pur et de son emploi dans le traitement curatif de la bronchite chronique, de l'emphysème et de la phtisie pulmonaires. 1881, in-8°. 4,00

— Étude clinique sur la fistule à l'anus et son traitement au moyen de la section linéaire. Méthode et procédés nouveaux. 1875, in-8°. 2,00

— Étude sur les hôpitaux et les maternités. 1876, in-8°, 64 pages avec croquis, plans, devis, etc. 2,00

— Considérations sur l'attelage du cheval et du chien. 1877, in-8°, 16 pages. 1,00

Foelen. Manuel populaire sur les soins à donner aux chevaux, ânes et mulets employés au travail dans les champs ou dans l'industrie. 1867, in-12, 115 pages. 1,00

— Du chromate neutre de potasse. 1866, in-8°, 33 pages. 1,50

Francotte. La diphtérie, considérée principalement au point de vue de ses causes, de sa nature et de son traitement. Mémoire de médecine couronné au concours de l'enseignement supérieur de l'année 1881-1882. Vol. in-8°, 384 pages. avec des pl. lith. 7,00

Formulaire du service de santé de l'armée, des prisons et des chemins de fer, suivi d'une instruction pour les soins à donner dans les cas d'empoisonnement et d'asphyxie. In-8°. 60 pages.

Forster. Formulaire de poche à l'usage des médecins vétérinaires. Traduit de l'autrichien, par J. B. Derache et J. M. Wehenkel, professeurs à l'école vétérinaire de Bruxelles, d'après la 2e édition, revue et augmentée, 2 vol. Maladies externes. 1878, in-18, XII-187 pages. 8,00

Guibert. Histoire naturelle et médicale des nouveaux médicaments introduits dans la thérapeutique depuis 1830 jusqu'à nos jours, 2e édit., augmentée des médicaments admis en thérapeutique depuis 1865, jusqu'en 1874, par le docteur Heckel, professeur agrégé à la faculté de Montpellier. Ouvrage couronné (médaille d'or) par la Société royale des sciences médicales et naturelles de Bruxelles. 2 vol. in-8°, 1000 pages (au lieu de 16 francs). 6,00

Gallet. Histoire des kystes de l'ovaire, envisagée surtout au point de vue du diagnostic et du traitement. Ouvrage couronné par l'Académie royale de médecine de Belgique. 1 vol. in-4° de 1000 p. et atlas de 24 pl. renfermant 112 fig. 9,00

Hayoit. Des accidents céphaliques sympathiques de la Dyspepsie. 1,00

Heger. Étude critique et expérimentale sur l'émigration des globules du sang, envisagée dans ses rapports avec l'inflammation. 1878, in-8°. 2,00

— Expériences sur la circulation du sang dans les organes isolés. Introduction à une étude sur les effets toxiques par la méthode des circulations artificielles. 1873, in-8°, 70 pages. 2,00

— Recherches sur la circulation du sang dans les poumons. 1880, in-8° avec planches. 2,00

— Notice sur l'absorption des alcaloïdes dans le foie, les poumons et les muscles, expériences faites au laboratoire de physiologie de l'Université de Bruxelles. 2,00

Heger et **Dallemagne.** Études sur les caractères crâniologiques d'une série d'assassins exécutés en Belgique. 1881, in-8° avec 5 planches en photogravure. 4,00

Jacques. Essai sur la localisation des alcaloïdes dans le foie. Expériences faites au laboratoire de physiologie de l'Université de Bruxelles. 1880, in-8° avec planches. 2,50

— Éléments d'embryologie, leçons recueillies à l'Université de Bruxelles. 1 vol. in-12 et figures dans le texte, 108 pages. ouvrage cart. à l'anglaise. 4,00

— Les crânes du cimetière du Sablon à Bruxelles. (Extrait des *Annales de l'Université*). 1883, in-8°, 97 pages. 3,00

Janssens. Topographie médicale et statistique démographique de la ville de Bruxelles avec plan. Mémoire couronné par l'Académie royale de médecine de Belgique. 1868, in-4°, 250 p. 8,00

— Iodoformognosie ou monographie chimique, physiologique, pharmaceutique et thérapeutique de l'iodoforme, par le docteur Giovanni Righini, traduit de l'italien et annoté par le docteur E. Janssens. (Mémoire auquel la Société des sciences médicales et naturelles de Bruxelles a décerné une médaille d'argent au concours de 1860.) 1860, in-8°. 2,00

Journez (H.). Rapport sur l'épidémie de fièvre typhoïde qui a régné dans la garnison de Liège, pendant le 1er trimestre 1883, in-8°, de 56 pages. 1,50

Kuborn. Études sur les maladies particulières aux ouvriers mineurs, employés aux exploitations houillières en Belgique. 1863, in-4°, 302 pages. 6,00

— Des causes de la mortalité comparée de la première enfance dans les principaux climats de l'Europe. Rapport présenté au Congrès international d'hygiène et de sauvetage. 1877, grand in-8°, 113 pages. 4,50

— Des causes de la mortalité comparée de la première enfance dans les principaux climats de l'Europe. 1878, in-8°, 140 pages. 2,00

Kufferath. Étude sur les injections intra-utérines pendant et en dehors l'état puerpéral. 1879, in-8°, IV-138 pages. 4,00

Lalieu. Manuel d'oxalimétrie ou méthode de titrages fondée sur l'emploi combiné de l'acide oxalique et du permanganate de potasse, applicable à l'essai de substances médicamenteuses, alimentaires, etc. 1881, in-12 avec figures. 3,00

Larondelle. De la valeur relative des amputations et des résections dans les tumeurs blanches. Indications et contre-indications. In-8°, 180 pages. 6,00

Lefebvre. Louise Lateau de Bois-d'Haine. Sa vie. — Ses extases. — Ses stigmates. 2e édition, 1873, in-12, 395 pages. 2,50

Lister. Les publications réunies de J. Lister, sur la chirurgie antiseptique et la théorie des germes. Traduit par le docteur G. Borginon. 1881, in-8°, 650 p. avec fig. et pl. 10,00

Manouvriez. Étude d'hygiène industrielle sur la houille et ses dérivés, de l'anémie des mineurs, dite d'Anzin. 1878, in-8°, 247 pages. 5,00

Melsens. Emploi thérapeutique de l'ammoniaque, des sels et des composés ou mélanges ammoniacaux complexes dans les affections des organes respiratoires. Brochure in-8°. 0,50

— Sur l'emploi de l'iodure de potassium pour combattre les affections saturnines mercurielles et les accidents consécutifs de la syphilis. 1866, in-8°. 1,00

Merchie. Manuel pratique des appareils modelés ou nouveau système de déligation pour les fractures des membres, les luxations, les entorses et autres lésions nécessitant une immobilisation complète et instantanée. 1872, un gros volume in-8° de

600 pages, orné de planches intercalées dans le texte. 8,00

Merchie. Appareils modelés ou nouveau système de déligation pour les fractures des membres, précédé d'une histoire analytique des principaux appareils à fractures, employés depuis les temps les plus reculés jusqu'à nos jours. 1 vol. in-8° de 607 p. avec 82 figures intercalées dans le texte. 5,00

Michel. Traité des maladies des fosses nasales et de la cavité naso-pharyngienne, d'après des observations personnelles. Traduit de l'allemand par le docteur A. Capart. 1879, in-8° avec planches. 4,00

Motte. Étude clinique et expérimentale sur l'étranglement herniaire et en particulier sur l'action des gaz dans la production de cet accident. 1876, in-8°, 100 pages et 3 planches. 3,00

Miot. Recherches physiologiques sur l'innervation du cœur. 1876, in-8°, 140 pages. 3,00

— Recherches physiologiques sur la formation des globules du sang. 1865, in-4°. 3,00

— Du traitement des maladies nerveuses par l'électricité statique. 1883, in-8°, 31 pages. 2,00

— Du daltonisme au point de vue théorique et pratique. Étude critique des méthodes d'exploration du sens chromatique et rapport à M. le Ministre des travaux publics sur la réforme des employés de chemin de fer, affectés de daltonisme en Suède, Norwège et Danemark. In-8°, 146 pages. 2,50

— Du massage, son action physiologique, sa valeur thérapeutique, spécialement au point de vue du traitement de l'entorse. In-8°, 27 pages. 1,50

Norlander et **Martin.** Manuel de gymnastique rationnelle suédoise, à l'usage des écoles primaires, des écoles moyennes, des athénées, des écoles normales, de l'armée et de la marine, publié d'après les meilleures sources. 1883, in-8°, VIII-242 p., 3 planches et 294 figures intercalées dans le texte. 5,00

Nyssens. Traitement spécifique de la dysenterie. In-8°, 32 pag. 1,50

Peeters. Gheel et le patronage familial. — Lettres médicales. Vol. grand in-8° de 250 pages. 4,50

Petit. Vingt-cinq années de pratique chirurgicale. Traitement des affections chirurgicales que l'on rencontre le plus fréquemment dans les centres industriels. 1882. 2,50

Philippart. Des émissions sanguines dans le traitement des maladies aiguës, suivi du rapport dont il a été l'objet à l'Académie royale de médecine de Belgique, dans la séance du 27 janvier 1883. In-8°. 2,00

Prinz et **Van Ermengem.** Recherches sur la structure de quelques diatomées contenues dans le « Cemenstein « du Jutland. Grand in-8°, 5 planches hors texte. 4,50

Richald. Hygiène des professions libérales 3e édition, augmentée d'un tableau synoptique des eaux minérales. 1878, in-8°, 192 pages. 5,00

Rommelaere. Du diagnostic du cancer. 1883, in-8°, 93 p. 3,00

— Recherches sur l'origine de l'urée. 1880, in-8°, 107 p. 2,00

— Notes sur la pratique chirurgicale en Angleterre. 1867, in-8°, 36 pages. 1,50

— Des institutions médicales et hospitalières en Angleterre. 1866, in-8°, 265 pages et planches. 4,00

— De la déformation des globules rouges du sang. 1874, in-8°, 48 pages avec 4 planches. 2,00

— Étude sur Van Helmont. 1868, in-4° de 272 pages. 6,00

— De la pathogénie des maladies urémiques. Étude de physiologie pathologique. In-8° avec planches. 2,00

— De l'empoisonnement par le phosphore. 1871, in-8°, 80 p. 2,00

— De l'empoisonnement par le phosphore et de son traitement par l'essence de térébenthine de France. 1875, in-8°, 47 p. 2,00

— De l'atelectasie pulmonaire. 1881, in-8°. 4,00

— De l'accélération cardiaque extrême. Contribution à l'étude des névroses de la motilité cardiaque. 1883, 48 pages. 1,00

— De la mensuration de la nutrition organique. Première partie : azoturie et chlorurie. 1883, 60 pag. 1,00

Scheuer. Traité des eaux de Spa. — Promenades et distractions. Vertus et mode d'emploi des eaux et des bains. Hygiène des malades. Indications et conduite du traitement. 2e édit., revue et considérablement augmentée. 1881, in-12, VI-328 p. et grav. 4,00

Scheuer. Un chapitre de chirurgie conservatrice pour le traitement des fractures compliquées et d'autres lésions graves des membres inférieurs. 1878, in-8° avec 3 gravures. 3,00

Stappaerts. Examen du système de S. Hahnemann. Le spiritualisme et le matérialisme en médecine. 1881, in-8°. 4,00

Stiénon. Étude sur la structure du névrome (extrait des *Annales de l'Université de Bruxelles*). In-8°, 24 pages avec 2 pl. 1,00

— Action physiologique de la quinine sur la circulation du sang, expériences faites au laboratoire de physiologie de l'Université de Bruxelles. In-8° de LVIII-99 pages et 13 planches. 4,00

Stiénon. Recherches sur la structure des ganglions spinaux chez les vertébrés supérieurs. 1880, in-8° avec fig. et pl. 2,00

Thiriar. De la pleurésie purulente chez les enfants, considérée surtout au point de vue de son traitement par la thoracentèse et les injections iodées, après anesthésie par le chloral. In-8°, 87 pages. 2,00

— De l'ovariotomie antiseptique considérée surtout au point de vue du traitement du pédicule et de la plaie abdominale, ainsi que de l'étude physiologique et pathologique des accidents dus aux lésions nerveuses. 1882, in-8°, 300 pages. 6,00

— Étude sur le traitement des plaies des arcades palmaires. 1881, in-8°. 2,00

Tirifahy. Kystes ovariques multiloculaires, ovariotomie antiseptique, suture péritonéale indépendante, refoulement du pédicule dans l'abdomen. 1882, in-8°. 2,50

De Troeltsch. Anatomie de l'oreille appliquée à la pratique et à l'étude des maladies de l'organe auditif. 1862, in-12, 172 p. 2,50

Van Lair. Sur un cas d'herpès tonsurans. 1871, in-8°, 16 pages 1,00

— Spring. Sa vie et ses travaux. 1872, in-8°, 87 p. et portr. 2,50

— Recherches anatomiques sur l'éléphantiasis des Arabes. 1871, in-8°, 45 pages et 3 planches. 2,00

— Les névralgies, leurs formes et leur traitement. 2e édition, entièrement refondue et considérablement augmentée. 1882, grand in-8°, 350 pages. 8,00

Van Lair et **Masius.** De la microcythémie. 1871, in-8°, 101 pages. 2,00

Van den Corput. Le podophyllum et la podophylline. In-8°. 0,50

— Des eaux minérales naturelles et de leur analyse. Mémoire couronné par la Société des sciences médicales et naturelles de Bruxelles. In-8°. 3,00

— Des fécules et des substances propres à les remplacer au point de vue de l'alimentation et des applications techniques. — Rapport présenté à M. le Ministre de l'Intérieur, au nom de la commission du concours institué par arrêté royal du 25 octobre 1855, 1 vol. in-4°. 3,00

— Considérations sur l'étiologie du cancer et sur sa prophylaxie. In-8°. 1,00

Van den Corput. Histoire naturelle et médicale de la trichine. Recherches sur l'ancienneté de la maladie produite par cet entozoaire; symptômes, diagnostic et traitement de la trichinose; mesures pour prévenir son développement. 1866, in-8°, 42 p. avec grav. 2,00

— Aperçu de matière médicale et de thérapeutique brésiliennes. 1865, in-8°, 55 pages. 2,00

Vindevogel. Guide du poitrinaire ou méthode à suivre pour prévenir et guérir les maladies du sang et de la poitrine ainsi que la débilité constitutionnelle. 1881, in-32, 40 pages. 0,50

Warlomont. Quelques mots sur un nouveau cas de chromhydrose palpébrale. 1864, in-8°, 80 pages. 2,00

— Louise Lateau. Rapport médical sur la stigmatisée de Bois-d'Haine. 1875, in-8°, 195 pages. 4,00

— La fève de Calabar, ses propriétés physiologiques et son application à la thérapeutique oculaire. 1863, in-8°, 36 pages. 1,00

— Compte-rendu du Congrès périodique international d'ophthalmologie, 2e session. 1863, in-8°, 252 pages et portraits. 12,50

— Louise Lateau devant l'Académie royale de médecine de Belgique. 1875, in-8°, 260 pages. 4,00

— De l'admission des médecins étrangers à exercer l'art de guérir en Belgique. 1879, in-8°. 0,75

— De la valeur du diplôme de médecin allemand, délivré par les jurys spéciaux de l'Allemagne du nord à la suite de l'examen d'État (Staats-Prufung). 1880, in-8°. 0,50

— Traité de la vaccine et de la vaccination humaine et animale. 1883, in-8°, 384 pages et 1 planche. 7,00

— La vaccine et la vaccination obligatoire à l'Académie royale de médecine de Belgique. 1881, in-8°, 92 pages. 3,00

Warlomont, Duwez et **Verriest.** Compte-rendu du Congrès périodique international des sciences médicales, 4e session. 1875, in-8°, CCXVIII-814 pages. 15,00

Wasseige. Des opérations obstétricales. Cours professé à l'Université de Liége. 1881, in-8° avec fig., cart., 2e tirage. 10,00

Publications faites par l'Académie royale de médecine de Belgique.

Mémoires (des membres et partie historique concernant la Compagnie); tomes I à IV et 1er fasc. du t. V, vol. in-4°. Prix : 10 fr. le vol.

Mémoires des concours et des savants étrangers; tomes I à VII et 1er fasc. du t. VIII, vol. in-4°. Prix : 10 fr. le vol.

Mémoires couronnés, etc.; tomes I à VI et fasc. 1 à 3 du t. VII, vol. in-8°. Prix : 6 fr. le vol.

Exposés des travaux de l'Académie (1841-1866); volume in-8°. 5,00

Bulletin, 1re sér., tomes I à XVI (1841-1857); vol. in-8°. 6,00

— 2e série, tomes I à IX (1857-1866); vol. in-8°. 6,00

— 3e série, tomes I à XVII (1867-1882); vol. in-8°. Prix : 10 fr. le vol.

PUBLICATIONS PÉRIODIQUES.

Annales de l'Université de Bruxelles. (Faculté de médecine.) Tome I, II, III et IV. Grand in-8° avec planches et gravures dans le texte. Chaque vol. se vend séparément. 10,00

Annales de la Société belge de microscopie. Tomes I à VII. Chaque volume. 8,00
Procès-verbaux mensuels. Chaque fascicule. 0,50

Archives médicales belges, organe du corps sanitaire de l'armée. Paraissant chaque mois par livraison de 80 pages. Prix de l'abonnement annuel. 10,00

Art médical (l'). Intérêts sociaux, scientifiques et professionnels. Le journal paraît le 1er et le 3e dimanche de chaque mois. Le prix de l'abonnement est de 6 fr. par an, pour toute la Belgique.

Bibliographie de Belgique. Journal officiel de la librairie, paraissant le 1er et le 15 de chaque mois. Abonnement annuel pour la Belgique, 4 fr., pour l'étranger, le port en plus.

Le Caustique. — Revue mensuelle de chirurgie pratique. — Rédacteur, le Dr Bougard, avec la collaboration de chirurgiens, de chimistes et de micrographes. Un an, 3 francs.

Revue odontologique de Bruxelles. — Journal spécial de médecine, chirurgie et prothèse dentaires. — Rédacteur en chef : Dr A. Quinet. — Organe mensuel, publié par l'Institut odontologique de Bruxelles; 6 francs par an pour la Belgique.

Union médicale (l'). Journal des intérêts scientifiques et pratiques, moraux et professionnels du corps médical. Ce journal paraît trois fois par semaine et forme, par année, deux beaux volumes in-8° de plus de 900 pages chacun.

Prix de l'abonnement pour la Belgique. 16,00

La Philosophie de l'avenir. Revue du socialisme rationnel, paraissant chaque mois, fondé par Frédéric Borde. Prix du numéro : 1 franc. Abonnement postal : un an, 12 fr.; six mois, 6 fr.; trois mois, 3 fr.

Colins. *Science sociale*, t. VIe. Le protestantisme religieux, politique et social. 5,00

— T. VIIe. Examen des philosophies de Descartes et de Bacon. 5,00

NOUVEAUTÉS.

Bardet (le Dr G.). — Traité élémentaire et pratique d'électricité médicale. Avec 235 fig. dans le texte. In-8°. 10-00

Carrier (le Dr A.). — Leçons cliniques sur l'épilepsie. In-8°. 3-50

Dujardin-Beaumetz (le D^r^). — Leçons de clinique thérapeutique professées à l'hôpital Saint-Antoine, recueillies par le docteur Eug. Carpentier-Méricourt, et revues par l'auteur. Troisième série, 2e et 3e fasc. : Traitement des maladies générales et des fièvres. Avec fig. et 2 planches chromolithogr. Gr. in-8°. 10-00

La première série a été publiée en 1880. Prix de l'ouvrage complet en trois séries, 48-00

Ellis (E.). — Manuel pratique des maladies de l'enfance. Trad. sur la 4e édit. anglaise et annoté par le d^r^ L. Waquet. 5-00

Garnier (le Dr P. — Hygiène de la génération. Onanisme seul et à deux, sous toutes ses formes et leurs conséquences. In-12. 3-50

Godin (le Dr P.) et H. **Barberet.** — Notes de thérapeutique et de matière médicale. In-12. 3-50

Gowers (W. R.). — De l'épilepsie et autres maladies convulsives chroniques. Traduit de l'anglais par le docteur Albert Carrier. Gr. in-8°. 10-00

Guardia (J. M.). — Histoire de la médecine, d'Hippocrate à Broussais et ses successeurs. In-12. Cart. 7-00

Husson (C.). — Études sur les épices ; leur histoire, leur utilité et leur danger. Avec 5 pl. In-8°. 15-00

Leven (M.). — Estomac et cerveau. Étude physiologique, clinique et thérapeutique. In-8°. 3-50

Millet-Robinet (Mme) et le Dr E. **Allix.** — Le livre des jeunes mères; la nourrice et le nourrisson. Avec 48 fig. In-12. 3-75

Norstrom (le Dr G.). — Traité théorique et pratique du massage (méthode de Mezger en particulier). In-8°. 7-00

Picot (J. J.). — Leçons de clinique médicale. Avec des figures intercalées dans le texte. In-8°. 9-00

Reclus (le Dr Paul). — Clinique et critique chirurgicales. Gr. in-8°. 10-00

Rilliet (F.). — Traité clinique et pratique des maladies des enfants. 3e édition, entièrement refondue et considérablement augmentée par E. Barthez et A. Sanné. T. Ier. Gr. in-8°. 16-00

Rochard (le D^r^). — Les eaux minérales dans les affections chirurgicales. In-16. Cart. 5-00

Vigouroux (H.). — Hygiène et médecine des familles. Tablettes du docteur. 2e série. In-12. 3-50

Annuaire de l'observatoire de Montsouris pour l'an 1884. Météorologie. Agriculture. Hygiène. In-18. 2-00

Annuaire pour l'an 1884, publié par le Bureau des longitudes. In-18. 1-50

Béclard (J.). — Traité élémentaire de physiologie. 7e édition entièrement refondue. 2e partie : fonctions de relation, fonctions de reproduction. Gr. in-8°. 13-00

Brehm (A. E.). — Merveilles de la nature. Les insectes. Les myriapodes. Les arachnides. Édition française par J. Künckel d'Herculais. Tome II. Gr. in-8°. 11-00

Claus (C.). — Traité de zoologie. 2e édition française, traduite de l'allemand sur la 4e édition, entièrement refondue et considérablement augmentée par G. Moquin-Tandon. Avec 1192 fig. Gr. in-8°. 32-00

www.ingramcontent.com/pod-product-compliance
Ingram Content Group UK Ltd.
Pitfield, Milton Keynes, MK11 3LW, UK
UKHW021020200726
13857UKWH00004B/1497